東畑朝子

JN275685

「70歳生涯現役」私の習慣

講談社＋α新書
プラスアルファ

まえがき――年々若くなっている

子どもの頃は、五〇歳なんてもうお婆さんだと思っていた。私だけでなく多くの人も、五〇歳はお婆さん、六〇、七〇ともなるとすごいお婆さんだと認識していたに違いない。

でも自分が四九歳から五〇歳になった時、「別に変化はないな」と思ったのを覚えている。

「年をとったらおしまいよ」とかつて多くの先輩がそう言われ、体力が低下し、気力を失って旅立っていかれた。

私は、素直に「自分もいつかそうなるのだ」と思ってきた。しかしなんと自分が七五歳を過ぎ、「後期高齢者」の仲間に入るまでそれと気づかなかった。

私は出歩くことが多いし、多少仕事もあるので、若い人に接することも少なくない。

多くの方が、六〇代、七〇代と年をとっても変わらず、先々も同じ気持ちで生きていけるのだろうか、それとも個性のない十把ひとからげの〝お年寄り〟になって朽ち果てていくのだろうかと心配している。「それで本当のところ年をとるってどうなのですか?」とたずねられる。「元気溌剌《はつらつ》、獅子奮迅《ししふんじん》とはおせじにも言えないけど、それほど大した変化もなく、昨日と同じようね……ただし、以前よりは怠け者になったけど」と答える。

いろいろ知りたいとなると、若い人は知ってか知らずか無礼なことを言われる。「ご自身の経験を交えて話をしてください」と言われ「それほどの経験は……」と辞退しようとしたら、「痴呆」についての講演であった。それなら「ご自身の経験」をお話しできるかもしれない。考えてみれば失礼なと思いつつも笑ってしまった。

かと思えば、私が後期高齢者になっても出歩くのを「立って歩いてフツーにしゃべっているだけで不思議だ」とおっしゃる若い人もいる。世の中には私よりはるかに年長で活躍している方もおいでなのに、私をかくまで年寄り扱いとは……。

しかし、これも、「高齢」ということについて、それほど情報がないということだと思い直した。身近なお年寄りを見たって、千差万別で、八五歳になっても毎日朝早くから会社に出勤している人もいれば、もっと若くても寝たきりの身をかこつ人もいる。

家族制度が崩れてしまって、今の若い人には余計老後が見えにくい。

ちょっと耳を傾けるとさらに「お子さんもいないのでは一人で寂しくないですか」「病気になったときはどうするの」と私に将来の自分の姿を見ての質問が出てくる。

「今ご活躍の高齢の方のように立派でなく、あなたのようにフツーの人が、どうやって生きているのか」と返事に窮《きゅう》する質問は続く。

私達は経験したことや常識的なことはよくわかっていて、それに対しては何とか対策を立てられても、未経験のこと、未知の世界に対しては、まったくと言ってよいほどわからない。それは、〝年をとること〟〝老化すること〟に対しても同じで、医学的にも、五〇代、せいぜい六〇代まではかなり解明されていても、それから先のことは、いまだに未知、不明の世界と言ってよい。

高名な作家・筒井《つつい》康隆《やすたか》氏は『銀齢の果て』に記しておられる。——七〇歳になってセックスも充分可能、楽しいことである。食べ物もおいしく食べられる、と。

前者については、私はノーコメントだが、後者については「賛成」と双手《もろて》をあげたくなる。

まず健康であること。と同時に、年をとれば生活の知恵も培われ、ゆとりも生まれて、いっそう食事はおいしく、楽しくなるものである。私自身、ゆとりの点は別として、とくに消化器は健康、そしてやはり五十何年も「食」にたずさわってきたのだから、少しはおいしいものも知っているから、その知恵を駆使して楽しんでいる。着るものはまことにお粗末。それに比べて「食」には時間も知恵もお金（？）も使っていると思う。

健康でものがおいしく食べられる——楽しい人生とはそういうものであろう。

そうは言っても幸福は食べることだけではない。科学が証明しなくても昔と違って人間が年々若くなっているのは実感として間違いない。一世代前なら、七〇歳ともなれば、たとえ健康でも縁側で日向ぼっこでもしているのがふつうであって、遊び歩いたり、カルチャースクールに通って勉強するなど考えられなかった。しかし、この私は「後期高齢者」だというのに特別に目的があるわけでなく単なる冥土《めいど》の土産にと、やれ音楽会、美術展、講演会だ、デパートだとさまざまなところに通って、「いつもいないがどこへ行っている」と言われている。

また、このような私の話をききたいとおっしゃって呼ばれてお話しすることもある。

定年後に勉強をして、資格や学位を取得なさる方を見聞きすると、本当にすばらしいことと思う。それと同時に、そういう学校や講習会がなかった昔のことを思うと、やっぱり長生きしてよかったと今の幸せをかみしめるのである。

老後の幸不幸を握るカギ、それは「健康」に尽きる。

健康というと、「なあんだ」と平凡でつまらないし、お説教くさく感じるようだ。しかし、健康とは自由を保障するものだ。それは体だけでなく、心と頭脳が健康でなくてはならない。

年をとっても人に会える、今の言葉で言えばモテるためには、体が自由で、心も頭脳も自由でなくてはならない。それは体、心、頭脳の健康が作るのだと思う。

健康を保つ、あるいは増進していくためには、しなくてはならないことがいくつかある。それらは努力を必要とするものだが、できるだけ楽しくできるように〝毎日の習慣〟として、気軽に実行していきたい。

カンタンに言ってしまえば、いくつになっても、立って歩いて好きなところへ行き、おいしいものを食べ、珍しいものを見て感動し、人と会って楽しく過ごす、つまり「幸福」を手に入れるにはそれほど難しいことはなく、ちょっとしたコツがあって、それを踏んでいけば、老いの日常は渡っていける。

ごくフツーの私がごくフツーに健康増進、老化防止をめざして長年してきたことをお伝えして、読者の皆様が将来への不安を少しでもぬぐい、楽しい人生を送るお手伝いができれば幸いである。思えば、私の仕事はずっとそうであったし、これからも続くのである。

二〇〇七年一月

東畑朝子《とうはたあさこ》

もくじ◉

第5章　我が身で実証　若い体と脳を守る「食」

第6章　新発見！の「色」に含まれる若返り物質

第7章　70代のスポーツトレーニング

第9章　老いの差——晩学の効用

第10章　いくつになっても人と付きあえる暮らし

第11章　生きることは続く

第１章　ずっと働いてきた

仕事か結婚か

今は女性が仕事を持つことが当たり前になり、「学校を出たあと、花嫁修業として、おけいこ事を一〜二年して結婚する」ような人はいないと言ってもよいだろう。しかし、かつてはたとえ独立したい、仕事を持ちたいと思っても、女性は仕事をすることもなかったし、それが恥ではなく、むしろ仕事をするほうが反対された。私が短大を卒業した頃（一九五二年）は、まだまだそういう時代だった。

その頃、栄養士の養成校は一年であったが、私が卒業した香川綾先生の女子栄養学園は、戦前から二年制、戦後も一番早く短期大学となった。私達一期生は二七人。戦後の特殊事情の最後の年で、クラスの約半分はストレートに高校を出てきた人、残りはさまざまな事情で一〜二年遅れた人が多く、私も一年遅れだった。三人ほど四〇代の方もいらした。

二七人中、就職したのは半分くらいだったろうか。故郷へ帰って高校の先生や保健所などに勤めた人はその後、定年まで働いたが、東京の人達は、たとえ就職しても二〜三年でやめた人が多く、定年まで勤めた人は二人ほど。他に料理教室を開いた人は今でも仕事を続けている。なお四〇代だった方々は、それぞれ仕事を続けられ、皆さん亡くなられた。

その頃栄養士の卒業後の職場としては、病院が望ましいとされた。病院で修業し、経験を積んでから栄養指導（保健所などに限らず、学校で教えるなど）の道へ入るというのが、私達の考える栄養士の仕事であった。

しかし、病院勤務は激務ということもあって嫌われた。早番は多く午前四時からの勤務、早番の調理師は午後二〜三時には勤務を終えるが、栄養士は料理をするだけでなく、献立作成、書類作成（役所などへ提出する書類が多かった）などがあり、また夕食も見届けたいと思うからどうしても帰りは午後七〜八時となる。日曜こそ休めたものの（病院によっては交替制）、女の子に好まれる職場ではなかった。

調理師のオジサン達は、みんなよく働くよい人達だが、お酒を飲んでケンカをしたり、女の子をからかったり、包丁をふりまわす人（もちろん本気ではないが）もいて、驚かされた。そのうえ、〝栄養士〟という誇りを持って勤めたつもりが、医師や事務の人達から「まかないのオバチャンがくるのかと思ったら、こんな若いオネーチャンが……」などと言われてがっかりした。そんな「オネーチャン」が栄養指導をするなどとんでもないという時代だった。

もちろん面接に行って、こうした事情は大体わかる。「とても勤まりません」とことわる人も多く、求人はいくらでもあった。

私も面接に行って、「私にはできません」とすぐにおことわりしたら、香川先生に大変な勢いで叱られてしまった。

「あなたは病院給食が希望だったでしょう。『病人の食事を通じて、人の健康を考え、病人をつくらない食事を指導したい』と言ったではないの。それが、ちょっと大変そうだから行かないなんて、見損なったわ」

とうとう説得されて私は就職した。そこは家から近い結核療養所であった。遠かったら、きっとことわってしまったに違いない。あとで、香川先生は私の母に言われたそうだ。

「朝子さんが行ってくださって助かりました。実は何人かことわったり、就職してもすぐ病気になったり、やめたり……。あなたのお子さんならきっとやってくださると思って、私は無理を承知で行ってもらったのですよ」

このように、香川先生は学生も、そしてその親達も上手に説得なさり、その気にさせてしまわれた。私達古い卒業生は、今でも単なる思い出話でなく、「綾先生の笑顔と話術に、ついついのせられてここまできたわね」と語り合う。

〝女の子〟扱いと重労働

それが私の仕事始め。くたくたに疲れて、続くかしらと不安になったが、意地っ張りなところもある私は、何はともあれがんばった。もともと自分達も、またまわりからも「掃除学校」などと言われたような女学校を出たこともあり、働くこと、朝早く起きることは何でもなく、その辺を香川先生は見ていらしたに違いない。

それとともに、仕事の喜び——手術（当時、結核の治療に手術がとり入れられた）後の患者さんが、めきめきと元気をとりもどしたり、腎臓結核の患者さんが私がつくった減塩食を食べることで痛みが減ったと喜んでくれたりしたことなどが、私の気持ちを鼓舞してくれたのだった。手術や解剖なども見学させていただき、医師にいろいろお教えいただいたのも喜びだった。もちろん、それらの見学は、めまいしかかったり、あとで胃を悪くしたり、さんざんだったが、「変わった女の子」と医師に目をかけていただいたりして、がんばることができたのである。

調理場は、蒸気による調理でかつては最新式設備であったのだろうが、大変だった。大きなお弁当箱（二〇～二五人分）に米と水を入れ、戸棚のようなところへ入れての蒸気加熱。おかずをつくるのも、蒸気の通る大釜。

私は女学校時代、やや小ぶりとはいえ、大釜で野菜を炒めたり煮たりして、人きい器具は扱いなれていた。その学校は生徒数六〇〇人余で、毎日の昼食をクラスの半数の人員で自らつくっていたのである。上級生になると、別の校舎の男子部の昼食もつくりに行った。

しかし、女学校時代は全校生のための料理は二週間に一回だったし、風通しのよい台所で、薪《まき》や石炭を使っていた。それが、病院では、蒸気の調理で朝から室温は三六度。昼には四〇度にもなった。昼食後は、白衣を替えないと汗でびしょびしょ。おかげで太って困っていた私も、七キロほどやせて標準体重になった。そんなことがうれしかったので、仕事が続けられたに違いない。

しかし、実習に来た後輩の学生にはこのあり様にあきれかえって、「絶対に病院などに勤めまいと思った。よくあんなところで働いている」と言われ、涙を流したこともあった。意地を張って勤めているのだから、母や母校へ行ってぐちをこぼすことはできない。たまに会う同級生達とぐちのこぼしっこ。病院勤めの者は「食品会社へ行けばよかった」と言うし、食品会社勤めの者は「毎日、お茶汲みや上司のお使い、例えばタバコまで買いに行くのよ」「親からは『早くお嫁に行け』と言われるし、こう忙しくては結婚生活と両立しそうもないし」と、嘆き合った。

せめて勉強しなくてはと、母校の料理教室へ通ったが、仕事が終わらないために遅刻ばかりで、また集まるとおしゃべりが多く、先生に叱られた。

何と言っても、まだ女性が仕事を持つのは難しい時代で、〝嫁入り前の腰掛け仕事〟と言われるのも無理はなく、それだからこそ責任ある仕事は与えられないという悪循環におちいっていくのだった。

そうした中で、栄養士は結婚すると仕事をやめる人が多かった。しかし東京大学とかお茶の水女子大などの卒業生は、仕事と結婚生活を両立させている人が多く、また出産・育児で一時的に職をはなれた人達も、その後に復職する人が多く、その点は感心させられた。もちろん、職種は違ったけれど、根本は「仕事をしたい」という意欲の有無、強弱にあった。

やめるくやしさ、続けるつらさ

信念も何もなく、まさに流されるまま、私は仕事を続けていた。やめたくて仕方がない時に、「弱虫」とか「お嬢さん」と言われて反発し、少しやる気のある時に、「いい加減にお嫁に行ったら」と言われるとまた反発し、をくり返していた。病院勤めも四年目の頃、東京大学に衛生看護学科（現・健康科学・看護学専攻）ができ、そこへ来るようにと、お世話になっていた編集者の親しい友人であった助教授からお話があった。

ろくに考えもせず、飛びつくように私は「行きます」と答えていた。さすがに、病院勤めに疲れ、いや気がさしていたのだ。「今度こそ勉強ができる」とうれしく、「三〇歳までにまだまに合う」と思ったのだった。東大の衛生看護学科は、それまでの看護学校より程度の高い（つまり医師と同等の）看護婦をつくる目的で開学され、私は栄養の実習をするということであった。

栄養学教室はなく、生化学教室に属していたから、生化学の実習のお手伝いもする。いずれも一週間に半日ずつ。もちろん、教授の講義や実習の準備やお手伝い、講義を聴くことも仕事のうちであった。あとは研究である。大学に勤めるということは、教育と研究の両方をしなくてはならないのだ。

しかし、そうは言うものの、現実は必ずしもそうではなかった。大学の研究室に〝女〟が来るなんて、という時代であった。今から四十数年前のことである。

私は、生化学教室でたった一人の女であったから、毎日お昼になるとお茶をいれる（お弁当持ちと麵類をとる人が半々くらい）ことや、教授の来客にお茶を出すことくらいは当たり前と思っていたし、教授が実験のために使われる試験管やビーカーを洗うことは当然と思っていた。

しかし、講師や助手の先生方は仕方がないとしても、他の男性研究生からも私は体《てい》のいいお手伝いさんのように扱われた。

そのうえ、「ビール持ってこいよ。ビール一ダースで論文一つ書いてやるよ。何も四苦八苦しなくたっていいだろう」といった具合である。二言目には、「誰がいいの。優秀なのをつかまえなさい。今は貧乏でも、君が働けばいいから」という具合で、私自身の研究などとんでもない話であった。

看護婦の方達は、看護の実習をなさるとともに、研究も熱心だった。看護婦は、内科、外科、小児科、産婦人科など数人いらしたし、教授も助教授も元看護婦であり、一致団結しておられた。研究は、〝患者の満足度〟の調査、今思えば、QOL（クオリティ・オブ・ライフ＝生活の質）の研究で、最先端をいっていたわけだが、教授会ではあまり評価されてはいなかったようだ。

香川綾先生に、毎日こんな状態で研究どころではないと、訴えたところ、「私の時と同じだわ」と言われた。香川先生が、東大の研究室にいらしたのは、もちろん昭和の初め頃。「女が来た」というので、あからさまに困ると思われ、無視されたそうだ。何度か辞表を書けと言われ、「書いたけれど、研究室のネズミが食べちゃったみたい」とかわしてこられた話を前にうかがっていた。その頃から三〇年くらいたっても、男性社会は本質的には変わっていなかった。今はどうだろうか。法律もできて世の中はとても変わったと言われるが、それぞれの職場ではまだ闘いや葛藤があるのではないだろうか。

そうした中で香川先生はご夫妻で脚気《かっけ》の研究をなさり、胚芽米を開発された。「東大の研究室に鍋釜を持ち込んだ」と言われながらも、ご飯を炊いて実験をくり返され、その毎日の中で四人のお子さんをお育てになったのだ。その生活と研究が、女子栄養大学開学の源になっている。

「病人をつくらない食事の普及」――まさに、現代の学問であった。

その時私は、香川先生は、もちろん恩師であるが、同時に同じ志を持ち、闘っていく同志だと思った。その後、つらいこと、悲しいことは、いくらでもあったが、先生になぐさめられ、励まされ、同志なのだと思いつつ今日に至った。

自立した妻のイメージ

その頃、私はある男性といわゆる「お見合い」をした。その人は建築家であったので、私は一生懸命に家の話などした。

「小さくてもよいから、三つ部屋がほしい。一つは夫、一つは妻、まん中に食堂――それは客間にもする――」

それはその頃の私の考えであった。彼は「面白いことを言うね」と言ったけれど、「一理ある」とうなずいていた。

しかし、そうした意見を述べたことは、彼のご両親、とくにお母様に悪い印象を与えたようであった。「おかしなことを言うお嬢さん」ということになり、さらに「お見合いにふだん着で来るなんて」と顰蹙《ひんしゅく》を買い、それきりになった。

私としては、せいいっぱいきれいにしたつもりで、けっして「ふだん着」で出席したわけではなかったが、もともとしゃれ気がないのだから仕方がない。親しい友人は「ダメになってよかったじゃない。うっかり『おとなしいお嬢様』としてお嫁に行ったら人変だったでしょう」と言った。

テレビや雑誌の仕事

私は病院に勤務していた頃から、雑誌のために献立の原稿を書いたことがあったが、やがて、雑誌でも栄養や食事のことをとりあげるようになって出番がふえてきた。

雑誌に書いているうちはあまり目立たず、たまに見つかっても「一体いくらもらえるの」などと聞かれるくらいだった。東大に移った頃から、テレビ局が開局し、何回かおことわりしたが、ことわりきれず出演することになった。たちまち見つかってしまい、表立っては叱られなくても、大学では「あの子は堕落《だらく》した」とさんざんであった。雑誌にちょっと書いたくらいでも「いくらもらったの」と言うくらいだから、テレビに出るなどは大変なことだった。

先輩や友人から注意されたこともあり、絶対にまわりに迷惑をかけまいと、その点は気を使った。出かけることもふえたので、電話交換手の方に予定表を渡してお願いしたり、お菓子や靴下（まだその頃はナイロンの靴下は貴重品だった）をお届けした。掃除のおばさん達にも、実習のお料理をさしあげたり、実験で使った鳩（その頃はよく使われた）をお料理して皆で食べたりした。鳩のお料理は、栄養短大で一度実習したのが思いがけず役立ったのである。おかげでそういう方達にずいぶん助けていただいた。私の後輩の病院栄養士は、テレビに出るようになったら、靴を隠されたりして大変だったと言う。私はさすがにそんなことは一度もなかった。

しかし、テレビに出演することは、人前に出ることが苦手な私にとっては大変なことだった。いつも下ばかり向いていると言われ、とうとう私のために高い台を持ってこられ、その上に立ったり、腰かけたりすることになった。そうでないと、うつむいた顔ばかり映すことになるからだった。しゃべり方、口のあけ方、本当に手とり足とりであった。そんなに手のかかる出演者なんていないだろう。

なぜ私を出演させてくださるのかと思ったが、やはり単純に人がいなかったからだ。お料理の先生はたくさんいらしても、栄養を語る人は少なかった。栄養士はいても、ふつうの栄養士は、現場の仕事だけという思い込みもあった。また、ちょっと出演するのに親族会議を開いてきめたという頃だったから、何かにつけて大変だったのだ。

家では、「みっともないことはやめて」と言ったのは母で、怒るかと思った学者の父は何も言わなかった。「無理をするな」とか、「つまらない仕事をするな」とか、耳の痛いことは、よく言われたけれど。やはり〝仕事〟だと割り切っていたのだろう。結婚の話などはどこかへ消えてしまった。しかし、私は「大学では堕落したと言われている」とは絶対に言えなくて、何とかとりつくろっていた。夜中にケーキを焼いたり、シチューやおでんをつくったりして、大学で働こうがテレビに出ようが、仕事一辺倒ではなく娘としての本分を守っていることを印象づけようとした。

フリーになる

私を呼んでくださった助教授は、他の国立大学へ教授として行かれることになった。後任の教授は、「栄養学はやめて、生化学一本でいく」と宣言された。それは「君はもういらない」と言われたも同然だった。栄転された教授は「僕が育てたのが気にくわないのだろう」と言われた。その頃、女性は私の他に衛生看護学科の卒業生が二人いた。一人は、よく講義を聴きに行ったお茶の水女子大学の研究室にお願いし、もう一人は千葉大学の研究室へ行っていただくことになった。

お茶大へ行かれたKさんは、後に大阪府立大学の教授になり、栄養学科でなくてはならない先生となられた。その後、福岡女子大学、岐阜女子大学などの新学科開設に尽力された。もう一人のOさんは、遺伝子などの研究で名をなされた。

残った私は、行くところもなく、フリーの道を歩むしかなかった。

フリーになることに恐れはあったが、致し方なかった。雑誌でも何でもしなくては。そんな心境になり、恐れている暇もなく前にもまして多忙な日を過ごしたことは幸いであったろう。夕方など、誰もいない時に、ふと「私はこれからどうなるのだろう」というようなことを考え出すと、強い不安におそわれ、涙が流れる。しかし、そうした思いにひたるのも、ほんのわずかで、電話のベルに緊張を強いられたり、明朝までにすべき仕事を思い出したりして、考え込む暇はなかった。

振り返ると、どうも私は、流されていくことが多いのだ。いやだ、いやだと思いつつも、そこにはまってしまう。人前で話すことも、原稿を書くことも苦手。さりとてお料理が上手なわけではない。取り柄は、働くことが嫌いでないことや、長い睡眠時間をとらなくてもすむこと（昼間居眠りしてたのかも）など。いずれにせよ、こうして、苦手なはずのテレビ出演や原稿書きで生活することになったのだった。

しかし、それまでだまっていた姉が、木彫りの看板をつくってくれた。ただの表札だけではダメよというわけであった。今は、その看板は表に出してないけれど、玄関においてある。姉の愛情というか、いたわりを感じた。

妹の急死と突然の子育て

いつの間にか私は四〇代に入り、七〇代の親は、年相応にというか、さまざまな老化現象が現れ、いつか私をたよるようになっていた。六歳上の姉は早くに結婚して家をはなれ、二歳下の弟は近所に住むとはいえ、家事の担い手ということは考えられない。一二歳下の妹が、私にとってはたよりであった。この妹は年がはなれていたため、小学校の時にＰＴＡの集まりに行ったり、結婚の支度もみてやったり、母代わりのような感じで接していたが、今やよき相談相手だった。

それなのに、その妹が四歳の男の子と生まれたばかりの女の子を残して急死したのだ。うつ病のためといえよう。突然のことに、周囲はショックを受けた。

叔父達からは「私だったら殺さなかった」と、まるで私が手をかけて殺したようなことを言われ、私は、「父や母には絶対にそんなことを言わないでください」と言うのが精いっぱいだった。しかし、この叔父が両親の死後一番心配してくれた。

妹の姑《しゅうとめ》は「この年（六〇代前半）で赤ちゃんなどあずけられては病気になる」と言い、「お宅は、朝子さんもいらっしゃることだから」と、私が遺児を育てるように言われた。妹の夫は打ちひしがれて何も言わなかった。皆、私は、手のかかる子どもや夫もおらず、ましてお勤めもしていないのだから、時間はあるでしょうと言わぬばかりだった。もちろんろくな仕事をしていない私ではあったが、フリーで仕事をするという状況は誰にも理解されない時代だった。

母は、「自分がもう一〇歳若かったら、苦もなく育てるのに」と言った。それは、自分より一〇歳下の姑のことを遠回しに皮肉ったのかもしれない。四歳の男の子はともかく、生まれたての赤ちゃんは夜泣きばかりするし、昼間もろくに眠らず、おとなの騒ぎの中でかわいそうな日々を送っていた。その頃の医師会長の武見太郎《たけみたろう》先生は「愛育会へあずけなさい」とお世話してくださった。父が医療審議会の委員をしていたので、先生と親しくしていたのだった。

愛育会に乳児をあずける

愛育会は、皇室のご下賜金が元になってできた小児科病院で、赤ちゃんをあずかることもしていて、有名女優や料理研究家の赤ちゃんをあずかっていたことは知っていた。

赤ちゃんを妹の夫とともにつれて行ってあずけた。一週間後に訪れたところ、「夜は九時に眠り、朝六時に起きる。本当に手のかからないいい子ですね」と言われ、私はあぜんとした。やはりプロの手にかかるとこういうことか。きっとこの子も三日三晩くらい泣きあかしたことだろう。しかし、泣いても時間にならなければミルクはないし、時間がきたら寝なくてはならないという現実を知る。そうした訓練はふつうの家庭ではなかなか思い切ってできず、やはりプロの手にかかってこそ試練をうまく乗りこえていく。

おしよせる仕事と、妹の不幸や後の手配の大変さにうかうかしていたら、私はうつ病か何かの病気になっていたろう。それがならずにすんだのは、いわゆる〝火事場の馬鹿力〟か。「あなたはいつ眠るの」とよく言われたように、がむしゃらに過ごすことで乗りこえた。まさに、赤ちゃんや病人をかかえた母親のような心境だった。

四歳の男の子は、それなりに気を使い、母親のことはあまり言わず、父親よりも祖父母と私に甘ったれた。

父は七四歳、その孫は四歳、「七〇も違ってはどうにもならない」と言いつつ、本気でけんかし、その子は私のところへ「おじいちゃんが怒った――」と飛んでくる。「おとなげない」と私はたしなめつつ、そんな小さな子どもとでも本気で向き合う父を尊敬もした。

母はその時を境に一気にふけ込み、「年をとったな――」と私は悲しみを覚えた。その頃から私は「従順な娘」になり、すべて「ハイ」で通すようになった。言い争いをしたり、反抗するスタミナもなく、なるべく神経を使わずに、その日、その日のことを片づけていくのに精いっぱいだったのだ。

仕事もなまけるわけにはいかない。電車に乗るとすぐ、居眠りというより、立ったまま眠り、ハンドバッグを落として目覚めるという具合。幼児と年寄りを抱えていては泊まりがけの仕事はできないので夜になって両親が眠ってから夜行で出かけた。ことわりきれない講演や、もともと引き受けていた他校の集中講義のため、三日間大阪や福岡に日帰りで通い、羽田から乗ろうとしたタクシーの前で卒倒し、運転手さんに病院に運ばれたりした。

一年半ほどたち、妹の夫は再婚し、赤ちゃんはとてもよい方の養女にきまり、好ましい結果を迎えた。母が「J（男の子）のお守りをありがとう」と指輪をくれた。母は私のことを、「本当に丈夫で助かりました」とよく言っていたけれど、私がひっくりかえったり、車中で眠りこけていた姿を見せなくてよかったと思う。

きっとそうした日々に追われてさぞみっともない姿で講演や講義をしていたろうと後から振り返って赤面した。

五〇を前に留学を決意

しかし、そうした生活も、終わってみると空しさのみが残った。「私はどうなるのだろう。これでいいのかしら」ともんもんとした。

そして、思い切って仕事をすべてやめて一年後に、アメリカへ行くことにした。渡米は四六歳の八月であった。

留学といっても、大学の聴講や病院実習である。

留学の直接のきっかけは、車にはねられたことだ。頭皮が切れ、足を痛めた。足の青あざは、ずいぶん治療したが一〇年余も残った。が、全体的には大事に至らず、骨折もなく、医師からは「骨粗鬆症《こつそしょうしょう》になるような年だが、骨が丈夫でよかった。運動でもしているの。ころび方が上手」と言われ、自分の食生活とその頃から少しはしていた運動の効果を確信した。

しかし、事故そのものより、「頭を打って再起不能」と言いふらされたりしたことがショックだった。こんなに働いていても世間に認められるわけではない。家のこともやっていても夫や子どもがいるわけではない。このまま何の蓄積もなく年をとっていったら私はどうなるのだろう——不安と焦燥でイライラしていた。

とはいえ一年間留学するとなると、これまた大変で、準備や留守のことを考えると頭痛がして、何度かやめようと思った。

両親に何かあったらすぐ帰ることにし、医師との連絡をはじめ、いろいろとさめて出かけた。父が毎朝食べているグレープフルーツ（一九七〇年後半頃はまだ貴重品だった）、チーズ、じゃこの山椒煮などなど、私がいつも求めていた品を一年分計算し、お店にたのみ、配達の日を定め、前払いした。私のできることはいつもそんなことにすぎない。

両親も、私がアメリカに留学すると言った時は、おどろいたようだが、父は、

「勉強はいくつになってもできる。仕事をするのなら、やはり勉強しなくては」とあっさり許してくれた。その前の一年半の幼児との生活のことも思っていたのだろう。

栄養革命に遭遇

アメリカでは、大学の講義よりも実際の生活が私にとって勉強になった。また、いわゆる〝食事革命〟の始まりに遭遇したことは、その後に大きく役立った。それまでの、ただ栄養摂取するだけの食事ではなく、やや低カロリーのバランスのとれた食事こそ、健康のために最高の食事だということ。そして、それらの実践に当時の平均的日本食がお手本であること。とくに、その栄養バランスは理想的であることを身をもって知った。

一年余のアメリカ生活。何をしたのかと問われると具体的には答えられない。しかし、確実にその日々で私は変わったと言えるだろう。以来、「声が大きい」「明るい」と言われるようになったのだから。インタビューなどで、そのように書かれ「それは天性のものと思われるが」とあったのには笑ってしまった。テレビ出演でさんざんディレクターを困らせた無口な私だったのに。「大声でしゃべってないと、無視される国に行ったから」とは言えないが、まさにそうなのだった。

第2章　お金のケア——親の看取り、住宅のこと

老親を送る

アメリカ帰りなんて珍しくも何ともないだろうと思っていたが、帰国後は考えも及ばない忙しい日々が待っていた。アメリカへ留学する人や政府関係者や実業家の往来は当たり前のことだったが、私のようなケースは珍しかったのだ。

留学といっても、大学や研究室だけで勉強したのではなく、言うなれば、生の生活にふれてきたということで、多くの話を求められた。

また、アメリカもそれまでの単なる健康増進、完全に栄養をとる食生活ではなく、肥満を問題にし、今でいう生活習慣病を減らすことに、政府をあげて取り組み始めた時だった。まさに「栄養革命」が始まっていたのだ。

こうして、以前よりさらに雑誌や書籍の執筆や講演に追われた。睡眠時間は二〜三時間となり、こんなことではいけないと思いつつ、ことわっても、ことわっても仕事が押し寄せてきた。「よく仕事をことわる」と叱られたり、あきれられたりしたが、私は自分の健康のこと、そして仕事の質が低下することを恐れた。

そのような中で、両親はすっかり年老いていた。時折の検査入院、通院なども、私をたよるようになった。

思えば一年余のアメリカ滞在中に両親に何事もなかったことは、本当に幸せなことであった。姉が「二人とも緊張していたのよ」と言ったくらいである。しかし、私の帰国後は二人とも入退院をくり返した。不思議なもので二人同時に入院ということはなかった。片方が悪くなると、片方は緊張するのだろうか。

もちろん親の介護などというものは、まさに順番で当然のことであろう。逆になったらそれこそ悲劇である。それならさぞ充分にしたかと問われれば、私などは、「それほどには」としか言えない。二人とも長期間の寝たきりにはならなかったし、父は最後まで起きて（もちろん立ち歩きはできないが）いた。母が寝たきりになったのは、最後の半月くらいだった。だから、何年も、何十年も介護された方のことを思えば、「とりたてて何もしなかった」としか言えない。

それにしても、娘（私の妹）が二人目の子どもを産んだ直後に亡くなったことは両親にとっては相当なショックであった。

それまで、私は自分のことを「私のような出来の悪い子がなぜ生まれたのか。生きていることが罪悪だ。早く死にたい」などとしばしば思ったが、妹の没後には、生きていることがどれほど親孝行になっているかを身をもって知った。だから私は死ぬはおろか、倒れることも許されないことになった。

亡くなる前一年間の父はみじめであった。白内障が進行し、眼が不自由になった。本を読むことが仕事であり、楽しみであった父にとって本が読めないことは、地獄の苦しみであったことは想像に難くない。

母が新聞を読み聞かせたりしていたが、それは大した助けにはならなかった。それに白内障の手術後、体調がどうもはかばかしくない。医師に「脳腫瘍の疑いがある」と言われ、私はそうとは言えず、脳神経や脳外科の受診をすすめたが、父は頑として聞かなかった。「眼一つ治せないくせに」と言うばかりだった。

眼科医も困りはて、「五月の連休後に眼帯をはずし、一応眼内レンズを入れましょう」ということになった。私はそんなことをしても所詮見えないのだから無駄だと思った。しかし、父は連休明けを楽しみにしていた。私はそんな父を見ていられず、連休を口実に用事をつくってヨーロッパへ出かけた。それは私の心の準備でもあった。五月六日の夕刻、成田へ帰りつき、すぐ電話したところ、母は父の死をつげた。それは五日の夜半、つまり六日になった頃であったという。

私は悲しみとともに、「よかった」と思った。とにかく眼の見えることを楽しみに連休を過ごした父が、本当にダメだと知ったら、それこそ死の宣告であったろう。父にとってはかえって幸せなことであったに違いない。

父の死後、一年間は母も気丈であり、一周忌まではとがんばった。しかし一周忌がすむと気力も失われた。その後は、生きる意欲をなくし、三回忌の時はお寺にも行かないと言って、起きようともせず、その二日後に亡くなった。

体も弱っていたことだし、亡くなっても不思議はないのだけれど、気力を失い生きる意欲がなくなっては、無理にでも生かすことは難しいことであった。両親とも、とくに体の丈夫な人でなく、よく祖母などから「弱かった子ども」という話を聞かされた。それにしても八四歳と八〇歳まで生きてくれたのは、無理をせず、比較的よい食生活を続けたからだろう。父がもう少し歩いたり、運動したりしてくれたら、と何度も思ったけれど、それはかなわなかった。

いずれにせよ、「生きる意欲」を失ったら人は死ぬということを、両親は私に身をもって示してくれた。

老親に学ぶ老い対策

母の没後、弟から「もっと大事にしてやればきっと長生きしたろうに」と言われた。その時はだまっていたけれど「そうではない」と内心つぶやいていた。

弟には「大事にしていない」ように見えたかもしれないが、私は、母にできるだけ起きてもらい、自分のことは自分でしてもらうようにした。何かするのを見守るのは、気短な私にはいらつくことであった。そして、洗いものなど、ちゃんとできないから、あとからそっと洗い直す。もちろん洗い直しているのを母が見たら、面目丸つぶれだから、見えないところでする。そういうことを、弟は好ましくなく思っていたのだろう。

しかし、絶対安静にしなくてはならない時なら別だが、そうでなければ、できるだけ体を動かしたほうがよい。それは、頭も体も同じ。

歩けなくなるのも、とくに原因があれば、その治療をするべきだが、そうでなく老化によるのなら、たえず動かす（歩かせる）ことだ。休むとたちまちダメになる。一日、二日、また一ヵ月もスポーツを休んでも大丈夫ならそれは若さである。もちろんやりすぎはよくないにしても、一日でも休むとダメになるのが老人である。つい楽をしてなまけていると、すぐつけがくる。

父は歩かせず、母はしゃべらせる

かといって無理をさせて転んだりするのは禁物だ。手をついて転ぶとか、ころころと転がるならともかく、べちゃんと倒れるのが一番よくない。前に倒れ、顔を怪我するのなら大丈夫だが、後ろへひっくり返って後頭部でも打ったら大変だ。大脳を傷つける。たとえ大脳そのものに損傷はなくても血腫（血のかたまり）ができたりすると、それが大脳を押して血流を悪くし、認知症のような症状を呈する。血腫は簡単にとり除くことができ、大脳に損傷がなければ、呆けの症状は解消される。しかし、そうしたショックであちこちがたちまちに弱ってくる。

だから、私は足の弱った父親には歩くことを強制しなかった。

また、母の同じことのくり返しにも耐えた。老人は同じことを、くり返し言う。それは、わかっているようでも、本人にとっては言ったかどうか不安になるので、何度もくり返すことになるのだ。

家を建て替える

両親を見送ったあと、私は古い家をこわし、マンションに建て替えた。

もちろんマンション建設にはまったくお金がなかったから、土地とでき上がったマンションの約半分を売って、それで一軒分のマンションができたのである。その後建設会社がつぶれたり、冷や汗をかくことが多かったが、なんとか切り抜けることができた。大阪の叔父が建築業だったので、どれだけ頼りになったか。

もともと私は、大学もずっと非常勤講師だったし、マスコミの仕事はいつなくなるかわからない。そうなると、老後は年金も最低限の老齢年金だけだから、無収入に等しい。

弟は一軒家に住みたいと言ったが、そんなことになってはこれから私の住むところがなくなるし、やはり一軒家よりも、集合住宅の一部に住むべきだと思ったのである。

鍵一つで出られる便利さ、そして一部屋でも二部屋でも人に貸せば、わずかでも家賃収入が稼げ老後のためになるだろう。

そして一〇年余、七〇歳で大学は定年となった。何度もやめようと思いながら、とうとう最後まで続けた。考えてみれば七〇歳まで収入があったのはありがたいことだ。その後一年は、二部（夜学）の講義を受けもったが、それも病気でやめた。講演や執筆の仕事もできるだけおことわりし、後輩を紹介してお願いするようにした。

現役だからこその不安

よく「あまり片づけると死ぬ」と言われるが、まさにそうだったか、いろいろなことが片づいた七〇歳の秋に思いがけず発病、四ヵ月半も入院するはめになった。私の人生も終わりと覚悟はしたのだが、何とか退院し、ふつう（かどうかは別として）に生活できるようになり、そうなると、まったく仕事のないのもつまらないと思った。ポツポツではあったが、原稿を書くことのご依頼がある。また病後に新しく始まった仕事は、介護ヘルパーに対する講習会の講師である。ケアマネージャーの方に頼まれた。

以前先輩が、「年金は二十八万円くらいね」とおっしゃるので、自分もそれくらいもらえるのだろうと思っていたが、何と、ほとんどフリーとして働いてきた私の年金は月六万円弱である。健康保険もなかったが、今は文芸美術健康保険組合というところに入れていただいている。母と娘ともども老人という知人は二人揃って病気になったとき、退院後に、簡易保険などの保養所にお世話になった。こうしたところは安い費用で食事も出るから、老女二人買い物にも出られず飢え死にするということからは救われる。お金はないなりに知恵がわくものである。

お金のことも家のことも自分のことは自分で決めて、好きなようにする他はない。その中でできるだけ楽しく過ごしていけたら言うことはない。

貧乏はいやには違いないが、私は食べていければ結構という主義である。そう言うと、友人は「あなたの『食べ方』はふつうでないから」と笑うが、今でも食べるものにはお金を使ってしまう。

旅行をすれば、少しでもその土地でしか食べられないものを食べようとか、一生そんなことを考えて暮らしてきた。

ヨーロッパのチーズには日本に紹介されてすぐ夢中になり、現地でもずいぶん調べたし、本も書いた。フォアグラだろうが、キャビアだろうが、私は家でいただくために買う。こうした支出は抑えない。もちろん、ごくたまのことだが。税理士に、「同じ一万円でも、銀座で会食したとか、講演のために衣装を買ったとかならともかく、家でのご飯にそんなにかけるとは」とあきれられた。キャビアだって、さらさらとお茶漬けにしていただくのは、とてもおいしい。そのうち彼も「わかりました。食べることがお仕事なんですね」と納得していた。食べることしか能がない、と言えばその通りで、食べることにしか支出がない。

それでもあまり太らず、健康でいられるのは、第5章でお話しする香川式食事法のおかげだろう（その食事の変化としてのたまの贅沢なのだ）。

左うちわに見えるというが左うちわなんてとんでもない。しかし、真面目そうに見えてグータラの私は「お嬢様に見えてガテン系（肉体労働派）ですね」ということで、年をとってからは少なくともきた仕事は断らないようになった。

お金の不安はつきない。将来の不安もつきない。こういう悩みは越えることはできない。それは若いときも今も同じ。これはずっと変わらないのだ。この不安は押して押して向こうにやり続けるしかない。それが「現役で生きる」ということでもある。

第3章　大病から立ち直れた理由

七〇の大病

若い頃は毎日のように、頭痛・肩こり・腰痛に悩まされていたが、食欲だけは衰えず、とくに名のつく病気をせずにすんだ。運動不足のために、血圧が低く、血行不全、脳はいつも酸欠状態と使いものにならなかった私も、年をとるにつれて、少しずつ運動もするようになり、多忙な生活で体を動かさざるを得ず……と、いつの間にか、元気になってきた。

それが齢《よわい》七〇歳を越えて突然発病したのだ。それも今時珍しい脊椎《せきつい》カリエスだった。自分でもなぜこんなことになったのかと情けなかったし、原因もわからなかった。

二〇〇一年の秋だった。それまでツベルクリン反応が陰性だった私が、七〇歳にして結核に感染してしまったのであるから、人間とはわからないものだ。感染の原因、というより発病の原因は、ストレスに負けて、気力、体力、免疫力が衰えたのであろう。診察を受けた日に即入院——そして五日目(もし土日をはさんでいなければ三日後ということになる)に手術というあわただしさだった。大きな整形外科の手術では、たいていの場合、術前に一ヵ月ほどかけて検査するとともに、自分の血液を一リットルほどとって輸血にそなえる。しかし、私の場合は、そのような時間もなく、即手術となった。

手術して目覚めた時だけは麻酔のため痛みもなく、気分良好。しかしその後は絶対安静。

ちょっとの身動きもできず、ただ痛い痛いの毎日。

絶対安静の恐怖

〝安静にする〟ことは、多くの人が知っていて、経験した人も少なくない。しかし、〝絶対安静〟と〝安静〟はちょっと違う。例えば肝臓や心臓が悪い人は安静が大切などと言われる。一方、怪我や手術を伴う外科的な病気には〝絶対安静〟を強いられることがある。私の場合は後者で、「一ミリも動いてはダメ。動くと、手術でせっかく（脊椎の中に）入れた肋骨がはずれてしまうわよ」と看護師さんに言われた。痛みと恐れとで、いっそう体は動かなかった。

水を飲もうと枕元の吸い呑みを取ろうとする時、ねまきがずれて前がはだけたのを直そうとする時、おむつ交換の時、少しでも体が動くとはずかしさや痛みより先に、手術したところがどうにかなるのではないかとドキッとしたものだ。

親しい医事評論家が、先年、山から転がり落ちた時、ヘリコプターで救助され、救急病院に運ばれ、一ヵ月間、絶対安静期間を過ごした。彼がリハビリ病院へ移り、「無事」との知らせをくださった時に、「絶対安静とは、本当に大変なものですね。あなたのことがよくわかった」と言われた。

彼は長く医学記事を書いてきた人だから、絶対安静については、充分に心得ていたはずだ。しかし「本当はわかってなかった」と語ったのだった。

かつて、結核の治療は〝大気・安静〟しかなかった。ただ上を向いて寝ているだけ。知人が「鼻水も自分でかめず、そおっとふき取ってもらった」と言われた。そうした治療を体験された方は、やはりその後の人生観に変化がもたらされた。

聖路加国際病院名誉院長の日野原重明《ひのはらしげあき》先生もそのお一人。大学を休学され、約一年、絶対安静の時を過ごされた。その経験が、後の生き方にひとつの転機をもたらしたと語っていらっしゃる。

それにしても、毎日が矢のように過ぎていくことは確かに恐ろしいことだが、それが止まってしまった時のほうが、もっと恐ろしいと言ったらおわかりになるだろうか。文字通り一ミリも体を動かせず、上を向いたきり。その時、時は流れを止めてしまった。夕方五時、近くの区役所の鐘がなる。私は「やっと長い一日が終わった」と思い、次の瞬間「これから長い長い夜が始まる」とつぶやいたものだった。

六人部屋の片側で二人の間に寝かされていると、昼間はそれでも、看護師さんや医師、そしてまわりの方達、お見舞いの方達の話し声が聞こえる。しかし、夜は枕元のナースコールのボタンを押さない限り看護師さんは来てくれないし（もちろん見廻りには見えるが）、消灯後は眠るのが原則である。一日じっとしているため、ちょっとした物音にも目覚めるし、それに痛みのために、入眠剤によっても二時間ほどしか眠れず、目はさえるばかりで、せいぜい吸い呑みから水を飲むくらい。本当に長い長い夜だった。

せっかくゆっくりと過ごせるはずの時間なのに、するべきことがあるはずなのにと焦り、眠れないと言っては心がキリキリし、「痛い痛い」と言って痛みのことを考えているうちはいいが、これでは痛みがなくなっても何もできないと思い、悪循環をくり返していた。こうしたことは私だけでなく、少なからぬ方が経験されることだろうが、そうなると、矢のように過ぎていく日々の焦りやいら立ちは、むしろ楽しかった思い出として反芻《はんすう》されてきた。

こういう時は、老化への恐れや、この先どうなるかなどという心配は消え、ただただ、いらいらを感じていた。痛かろうが、不安があろうが、起きて動いて時を過ごすことがどれだけ幸せか、「時は止まってはいけない」「年をとっていくこと、老化していくことを受けとめていかなくてはならない」と思い知らされたのである。弱虫の私には、堪《た》え難《がた》い日々であった。

リハビリにはまる

一ヵ月して、今度は立つ練習（板にしばりつけられ、二〇度、四〇度と起こされていく）

となった。事前に脚にはしっかりとホウタイを巻き(急に立ち上がると、血液が降下し、脳にいく血液つまり酸素が不足し、最悪の場合は脳死)、脈拍、血圧を測りつつ、おそるおそる行う。四日間でクリアできたとは言え、大仕事であった。

その後は、毎日一時間弱のリハビリ。リハビリテーション病院では一日に三～四回行うというが、私の場合は一日一回。それでもしないよりよほどよい。

やがて何とか歩けるようになると、鬼になった看護師さんは、「一日三回階段の昇降をすること」と言う。杖を持ち、手すりにつかまり、よろよろと上がる。リハビリの運動にせよ、歩くことにせよ、最初は五分でバテてしまい、その後はひと眠りしないともたず、よく「お昼ご飯よ」と起こされた。

「体を動かさなければならない」のはよくわかっている。しかし、「ねばならない」というのは何ともいやなものだ。そこで三階病棟にいた私は、六階まで上り、景色を見ることを目的としてみた。それでもたちまちあきてしまった。次いで六階に本を借りに行くことにした。退院の時など、読みあきた本や雑誌をおいていかれる人が多く、どこの階のロビーにも新聞とともに本や雑誌がおいてある。六階には文庫本も多く、結構楽しめる。あまり小説なども読まずにきた私は、有吉佐和子とか加藤周一、五木寛之などの小説を借りに行くのが楽しみとなった。しかし、欲ばってはならない。本と杖を持ち、手すりにつかまることを二本の手でするのだから、欲ばってへたばらないように本は一冊ずつと決めた。

　また、地下室まで洗濯に行くのも、休み休み、窓から景色を眺めたりして、何とか「楽しいこと」にしようとした。

　外出が許されてからは、一日一回必ず外出して、近くの靖国神社を手始めに、疲れるまで（といっても、始めは五分ほど）歩いた。靖国神社など、入院でもしなければ、一生行かなかったかもしれない。暖かい春で早々と咲いた桜は美しく、病人の散歩コースにしては上出来だった。

　その他、コルセットをつけた体が曲がらず、足の爪が切れないから美容院に行く、よく知っているシェフのレストランに行く、そして定例の歯科や眼科にも行く、など徐々に距離をのばして外出した。

　しかし、やっと起きられるようになった頃から肝臓が悪くなり、だるくて、胃が痛く、食欲がなくなった。薬害のために急性肝炎を起こしたのだ。肝機能を示す数値が一〇〇〇を越え（正常値は四〇以下）、「死ぬなら死んでもいい」と思った。しかし同時に「死ぬくらいなら、あの痛みをガマンしなかったのに」と不遜《ふそん》な考えも起こした。

「体を動かさなくてはダメ。リハビリはしっかりやりなさい」ときびしかった看護師さんは、「安静にしなくてはダメ。リハビリは休む手続きをしました」と言う。すると一日リハビリを休んだら何とも気分が悪い。「退屈で死にそうだからリハビリをする」と言って、看護師さんをあきれさせた。私の体は、やはり動くようになっているのだろう。こうして四ヵ月半後の三月二二日、私は退院した。

立って歩いている

あれから五年弱。病気になり、手術をしたあとは、「その年では、もとのようになるかどうか」「一生ちゃんと歩けるかどうか」と言われたものが、もとのようなのか、ちゃんと歩けているのかはさだかでないが、一応杖もなく、歩けるようになったし、今は家事もし、外出もして特別の病気も起こさず過ごしている。

生活習慣病がなかったこと、骨粗鬆症でなかったので、化膿した部分をかき出したあとの脊椎にうめ込むものとして、肋骨を使えたことなどが相まって、私は何とかふつうに近い生活ができるようになった。多くの高齢者は肋骨が骨粗鬆症になっていて使えず、比較的骨量が保たれている足の骨をけずって使うのだ。足の骨を使うとどうしても寝たきり期間が長くなり歩行のリハビリも大変で、回復が遅れる。

手術の時に「手術大成功、しかし予後（病気のあとの経過や見通し）悪し」になるまいと思ったけれど、まあうまくいったほうであろう。名医に恵まれ、手術が成功したこと、リハビリ施設のある病院に入ったこと、そして、長い間、香川式食事と毎日の運動を続けてきたことなどが、「うまくいった」原因だと思っている。

明暗を分けるちょっとした違い

二〇〇二年春、退院後に、すぐデパートに行ってみた。どうしても近所のパンよりも、特別な店のフランスパンがほしいと思ったのだ。

四ヵ月半も病院でふつうの食パンを食べていた身には、とても新鮮で、目移りがして困った。

せっせとパンを食べたとしても私は菓子パンではなくバゲットが好きなので三〜四切れ食べてもたかがしれている。もしクリームこってりのケーキを一日に三つも四つも食べるのが好き、だったとしたら、やっぱり私は生活習慣病や肥満を抱えていて、大病から生還できなかったかもしれない。お菓子は好きだけれど、間食をすることはまずないので、食べる時がない。

しかし、たかがパンとケーキというちょっとした違いが、明暗を分けることを思い知らされた。

「退屈なのでいつもは一〇時と三時にコーヒー（実はケーキ）が欠かせないの」と言ってい

たY子さん。頸椎《けいつい》の故障で私と同室に入院していらしたが、血糖値が高く、「ご飯を半量にし、お菓子は禁止」という入院生活をぼやきながら、こんにゃくゼリーで口さびしさをごまかしていらした。私より一ヵ月遅れで退院して早五年近くになるが、今だにちゃんと歩けないとおっしゃる。家に帰ると、ついついお菓子に手が出て、血糖値を上げてしまうそうだ。

私はもし、大食漢の自分が思うままに食べたり飲んだり体を動かさない生活をしてきたら、決して回復はできなかったとあらためて恩師の教えに感謝したのだった。

第４章　体のケア——数値と健康

老いとは何か？

「年をとった」というのは朝起きて鏡を見た時に、白髪やしわ、しみを見つけたり、街を歩いている時にウインドウに映った姿に愕然《がくぜん》として、自ら悟っていく。スタイルの崩れは前からではわからず、横向き——つまりおなかが出てくることでわかる。顔のしみは、多く横顔に出るから、前方からはよく見えない。頭髪がうすくなるのはてっぺんからだから、これも見えにくいから、気をつけて合わせ鏡で四方八方からチェックしておく。

眼はかすみ、いわゆる老眼が始まる。耳の聞こえが悪いと指摘される。物忘れする、勘違いする、怒りっぽくなる、はてはしつこく同じことを何度も言ったりすることとなり、「いよいよ呆けか」と悲しくなる。

しかし、これらの症状は真の老化ではなく、「にせの老化」と言われている。しみやしわは、必ずしも年齢とは関係がないからだ。肝臓を悪くすると、しみができることがある。肝炎の治療をすることで、肝臓の状態がよくなれば治ってくる。あるいは、陽やけしたあとにしみが残る。陽やけによるものは、陽やけしないことが何よりだが、ビタミンCの大量投与をすると効果がある。ほうっておくと、冬になって少しうすくなるが、また翌年も同じことをくり返し、どんどん濃くなっていく。ほうっておかずに手入れをすることである。外からの手入れも有効である。食物からはビタミンA、B2、Cをとり入れるようにする。しわは、皮膚の水分次第で、赤ちゃんでも汗をたくさんかく夏に水やお茶を与えず、ミルクだけにしていると、だんだん食欲を失い、皮膚にしわが寄ってくる。ミルクの飲み方が少ないとお母さんは心配し、ミルクを濃くして与えたりすると、ますます食欲を失い、しわくちゃになってしまう。

水かお茶を飲ませるか、ミルクをうすく溶かすか、つまり水分を与えればすぐ治ることである。赤ちゃんだけでなく、おとなだって、水分不足は食欲をなくし、吐き気がしたりして、何とも具合が悪い。しわを防ぐにはつとめて水を飲めばよいとわかる。

白髪については、ギロチンにかけられると聞いたマリー・アントワネットがよく例にひかれるが、本当にショック（事故、大病、大手術など）を受けたら一夜にして白髪になることは多くあり、必ずしも年齢のせいではない。

もう昔のことになるが、一九四五年の終戦前後、多くの人は白髪になった。空襲その他強いストレスが続いたからである。子どもはならなかったから、やっぱり年のせいとも言えるが、おとなたちのストレスがどれほど強かったかと想像できる。

しかし、その白髪も何年かたつうちに、黒い髪が生えてきて、もとの黒髪にもどった人が多い。大手術をした人も、白髪になり、回復とともに黒い髪が生えてくることもよくある例である。しみ、しわ、白髪でもう老化したかとやたらとおち込むのは早計である。

本当の老化とは

それなら、本当の老化は何かと言えば、体の生理的変化のことだ。血液循環がとどこおり、あちこちにそれによるひずみが出てくることである。血圧が上昇し、動脈硬化を促進し、たんぱく質量が低下して血液がうすくなる、骨がもろくなる（骨粗鬆症《こつそしょうしょう》）などなど。

とくに、肥満、高血糖（糖尿病）、高血圧症、高脂血症（動脈硬化症）の四つを、その危険性を警告する意味で、〝死の四重奏〟と言っている。

最初は肥満から始まって、この四つが揃うと、四重奏とは言っても美しい音楽どころか、ドミノ現象が起こり、次々と病気を起こす。肥満することで、さまざまな代謝異常が起こり、糖尿病、高血圧、それがお互いに促進因子として作用しあって、まさに血液ドロドロの状態をつくり出し、血液中に脂肪がふえ、動脈硬化をすすめる。

これらの症状は〝生活習慣病〟あるいは〝メタボリックシンドローム〟と言われ、生活習慣を変えることで予防できる、つまり老化を遅らせることができるのだ。

生活習慣病は、一九七八年に日野原重明先生が提唱されたのが始めで、その頃イギリスでは〝ライフスタイル関連病〟、スウェーデンでは〝裕福病〟、ドイツでは〝文明病〟と呼ばれていた。日本では成人病と言っていたが、三歳児にも成人病が起こるという状況になり、厚生省（当時）も〝生活習慣病〟という名称に改めた。

よい生活習慣を持っている人は、病気の発症や老化を遅らせることができるし、進行も緩慢である。逆に悪い生活習慣を持つ人は、発病や老化も早く、進行も早くなる。

そうかと言って裕福で高度な文明の生活を捨てて、貧乏になり、山の中に住んだらいいというのは暴論である。世界の数多《あまた》の地域を見てもわかるように極端に貧しく、不便な生活をすれば、これはまた病気になる。昔の日本人の生活はよかったと言って、江戸時代や明治時代の生活をほめたたえる意見があるが、明治・大正時代には平均寿命はせいぜい四〇代前半である。今や女性八六歳、男性七八歳くらいだから、今のほうがずっと健康なのだ。物事は両面を見ないといけない。

ちょっと太めで大丈夫

肥満が生活習慣病の大きな原因と言っても、健康の状態は男性と女性とでは少し違う。男性は標準体重か、少しやせているくらいが健康で、肥満すればするほど、三つの症状（高血圧、高血糖、高脂血）が起こりやすく、寿命をちぢめる。女性は、少し太め、ほんの少し高血圧、やや高脂血などというのが、最も元気潑剌《はつらつ》としている。太った、太ったと言いながら、食欲があるために、つい食べすぎてしまったりして、なかなか標準体重を保つことができないと悩むくらいの女性が健康なのだ。

「肥満は諸悪の根源」と言われ、その通りなのだが、二〇年も体重に変化がなく、減ってもせいぜい五〇〇グラム、たちまち元にもどる、他に悪いところなしなどという元気な女性に、「やせなくてはダメ」と言う必要はないと思う。

無理してやせてみても、その結果は必ずしもよいとは言えないのだ。と言ってそういう人の「ちょっと太め」をほうっておいたらどうなるのだろうか。私は正確なことを答えられない。医師にしても、的確に答えられないだろう。

子どもは成長しているので、毎日のように変化があって当然。一年間ちっとも身長が伸びず、体重もふえずとなったら心配する。子どもは変化し、成人は変わらないのが原則である。

だから私は、体重にしても異常な肥満や現在どんどん肥満しているというのなら注意し、やせることをすすめるが、そうではなく、一〇年も二〇年も変わらず、元気潑剌などという人に対しては「やせなさい」とは言わない。

「ちょっと太めがいいのよ。これ以上は太らないほうがいいけれど」と言う。

今は、どうしても血圧は一二〇／八〇でないといけない、コレステロール値も低めがよろしいと、標準値礼讃だ。もっと若い時ならいざ知らず、少し年をとってきても何が何でも標準値にこだわり、少しでもはずれたら薬を飲まなくてはならないのだろうか。

検査値は、その時、その瞬間を問題にするので、必ずしもその人の状況を正確に伝えられない時もある。とくに血圧は、刻々と変化するので、病院に行ってすぐ測るとか、涼しすぎたり、暑すぎる待合室で長く待った後に測るのも要注意だ。少なくとも測る時に二〜三回、深呼吸をして測るとよい。

数値が低ければいいのか？

体重を始め、血圧など検査値は、低いほうが安全（例えば、脳梗塞などの発作を起こさない）というだけで、絶対に健康であるとか、気分よく過ごせるということにはならない。

たしかに体重に関しては、やせ型の人は、動きすぎなほど元気な人が多い。こういう人が食欲があってふつうに食べられるのならわざわざ太る必要はない。

しかし、血圧やコレステロール値が低めの人は、決して元気潑剌とはいかない。一般に、低血圧（もちろん体質的なもので、病気その他の原因でない）の人は、朝はとくに低いことが多く、午後になってようやくエンジンがかかり、夜は元気である。

そういう人は、朝早い仕事は無理である。私は若い時に低血圧だったため、いつもいつも頭痛（血液循環が悪く、脳が常に酸欠状態になる）がして苦しかった。外へ出ているとむしろ調子がよく、家でじっとしていると頭が割れそうになり、鉢巻きをして耐えた。たまに頭痛がしない日があると、「何て気持ちがよいのだろう。ふつうの人はこんな毎日なのだろうか。これなら仕事もよくできるに違いない」と思ったものだった。しかし、すべての人がそうでなく、夏、とくに朝の涼しいうちは元気で、陽の高くなる頃からしぼんでくる人も多い。

また、コレステロール値が低すぎる人は、しょぼくれて元気がなく、見るからに老人めいているということになりがちだ。というのも、コレステロールは体になくてはならないもので、粘膜など、家で言えば壁にあたるものをつくるほか、ホルモンや胆汁などの大切な原料にもなるので、不足しては元気がなくなるのも当然である。ホルモンは、私たちの生理機能を活発にするものだからだ。

つまり、血圧もコレステロール値も低すぎてはよくなくて、ほんの少し高いのが元気なのだ。降圧剤や降コレステロール剤を飲み始めると血圧やコレステロール値が下がり、とくに朝などは具合が悪くなる人が多い。めまいがしたり、フラフラすると、大したことはなくても、そういう体調になれないために大さわぎになってしまう。

女性の場合は、五〇歳くらいからコレステロール値が高くなりがちだ。それは肥満のためというよりは、女性の生理として、至極当たり前なのだ。五〇歳くらいで更年期をむかえ、生理がなくなると女性ホルモンの分泌が減るために、その原料であるコレステロールが余って、血液中にとどこおるわけだ。これを薬で下げようとするのは不自然だろう。

男性の場合は、そうした大きな変化はないので、血中コレステロールの上昇は、病的なものが疑われる。

上げるのも下げるのも難しい

しかし、女性もむやみに肥満したり、コレステロール値が急上昇しては危険だ。

確かに、体重や中性脂肪はともかく、コレステロール値を下げるのはかなり難しいことで、食事に注意して菜食にすると、コレステロールの体内での生産が増加し、排泄が減るため、数値がいっそう上がっておどろかされることもある。無理をしないで、上手にコントロールする知恵をつけなくてはならない。

ともあれ血圧やコレステロール値を下げるには、薬や食事でということになるが、逆に上げるには的確な方法がない。それに、急激に上げることは危険をおかすことになるのでよくない。

血圧を下げるには食塩を減らし、コレステロール値低下のためには卵や肉をやめるのだから、上げるためには逆にすればいいなどと考えるのは大間違いだ。

コレステロールと血管

脂肪やコレステロールの多い欧米型の食事は、生活習慣病の元凶で、老化をすすめるとされ、魚と野菜のあっさりした日本型の食事は健康食と言われる。イメージだけなら、それは間違いとは言えないだろうが、必ずしもそうとばかりは言い切れない。

脂肪の多い食事をしている女性には、乳癌《にゅうがん》の危険があるが、脂肪を減らしたからといって、危険が減るとは言えない。もっと総合的な食生活や日常の過ごし方のほうが影響しているし、人種的な違いや遺伝子なども影響している。

もともと、日本人は脂肪とともにコレステロールの摂取量が少なくて食塩の摂取量が多く、それが血圧を上げる原因になっていた。全室暖房などほど遠く、地方によってはトイレは外という環境、夜は部屋が寒いために、厚く、重いふとんに押しつぶされて寝ることなどは、血液循環を悪くし、心臓発作や高血圧を起こす多くの原因であった。

こうした環境でコレステロールの少ない食事をとっていては、血管は弱くて切れやすく、血圧が上がると血流に支障をきたし、無理をするためにすぐ切れることになる。これがいわゆる脳卒中だが、だからコレステロールが充分あって血管が丈夫なら、多少のことでは切れないので、戦後は脳卒中が劇的に減少し、逆に血管がつまる脳梗塞が増加している。

余分なコレステロールが血管内にたまって、動脈硬化を起こすと、これも血液循環をとどこおらせるのだ。

心臓に血液（栄養）を送る冠動脈がつまるのが、心筋梗塞で、脳の血管がつまるのが、脳梗塞だ。ともに動脈硬化の結果でいずれにしても生命にかかわる大事に至る。たとえ命はとりとめたとしても、よほどリハビリをしっかり行わないと、後遺症に長く悩まされ、なかなか健康をとりもどすことは難しいものだ。

病を招く生活習慣

ここで女子栄養大学の香川靖雄《かがわやすお》氏らがまとめた「よくない生活習慣」をあげてみよう。

①喫煙している。――本数、吸い方にかかわりなく、喫煙はよくない。

②毎日、相当量の飲酒をする――休肝日もなく、毎日、多量に飲んでは、肝臓も疲れ、健康を損なう。

③朝食を食べない――大脳の働きを活性化することができない。さらに、朝に食欲がない場合、多量の夜食による食欲不振ではないか、睡眠不足ではないかと、生活全体の乱れをチェックする必要がある。

④睡眠が六時間以下――人により、生活により、また眠り方により、時間の違いは多少あるにせよ、少なすぎるのは体力低下をきたす。
⑤一〇時間以上の労働――あまり長時間の労働は疲労がたまり、知らず知らずのうちに体力を損なう。とくに年をとると労働効率も落ちるので、できるだけ短い時間に、集中して仕事をするように、同時に上手に休養をとるようにする。
⑥定期的に運動をしていない――足腰や心臓の働きが弱る原因である。また気分転換もできず、ストレスがたまる。
⑦栄養の配慮をしない――動物は本能的に必要な栄養をとることができるが、人間は知識を活かして、正しく栄養をとらないと、老化を早める。
⑧自覚的ストレスが多い――刺激は必要でも、それがストレスとして体内にたまってしまってはよくない。休養に限らず、ストレス解消対策が必要。
⑨塩分摂取を気にしない――塩分をとりすぎるのは要注意。かと言って塩分だけを気にして充分に栄養がとれなくなるのは逆効果。何ごともバランスを考え大局的に見る習慣をつけること。
⑩不規則な生活――いちがいに朝寝坊が悪いとは言えず、例えば朝九時起床を長年続けているのならそれなりに、その後の時間が規則正しければよいわけだ。もし少しでも朝早く起き

たいと思うなら、一〇分ずつ早く起きる習慣をつけていくのがよい。起きる時間が極端に早い日、おそい日がある不規則な生活がよくない。

⑪無趣味な生活——やはり楽しみは必要。楽しみはアルコールのみなどと言わず、スポーツ、物をつくる、手仕事、音楽など、気分転換を試みたい。年をとったからこそ、新しいことに挑戦するべきだ。

健康管理とは「体調の維持」のこと

さらに毎日の注意として入浴時の湯は、あまり熱すぎないように。といって、ぬるい風呂に長く入っているのもよくない。入浴によって血液循環をよくするわけだが、ぬるい風呂に長く入っていることで、血圧が下がることになる。ふらっとしたら、足に水をかけるとよい。

「朝、調子が悪い。目覚めが悪いし、食欲もない」という人がいる。それは必ずしも病気ではなく、まだ全身が目覚めていないということである。そのため、顔を洗う、少し体を動かす、冷水を飲む（大腸の働きを刺激する）、甘味をとる（大脳の働きを活性化する）などが必要だ。

朝食のコーヒーは、カフェインで目覚ましをすることになるが、甘味もとるといっそうよい。また、カフェインは、すぐに効くものではなく、約三〇分たって効いてくるものだから、それをわかって飲むとよい。

従って、私も昼寝をしたい時は、コーヒーを飲んでから椅子に腰かけて眠る。その後三〇分くらいでカフェインは効いてくるので、心地よい目覚めということになる。

いずれにせよ、自分の体重と血圧は、四〇歳くらいになったら、いつも知っておきたい。そのためには、毎日、時間を決めて測ること。体重計を備えている人は多いが、必ずしも毎日は測らない人もいる。血圧計も、最近は簡単なものも市販されているので毎日測る習慣をつけること。

怪我をしたなどは別として、健康管理とは、「体調の維持」にあるのだ。まず自分の体調、リズムを知ることが第一だ。

難しいことは考えなくても、気分よく目覚め、顔色も悪くなく、元気であるということなら、まずは合格なのだ。

第５章　我が身で実証　若い体と脳を守る「食」

太らない食事

二〇〇六年の夏頃、とても体重が減ってしまい、医師から胃の検査をと言われた。検査してもとくに問題がなく「あとはよく食べることですね」と医師が言うので、「私が長年やってきたことは『やせる食事』なので、いくら食べても太るのは無理かも」と答えた。

短大を卒業した頃は勉強（食べることが勉強だった）のためと、もともと食いしん坊で食への好奇心が旺盛だったために、一五八センチで六三キロと、標準体重を一〇キロもオーバーしていた。病院勤務の激しさのためにその後一年で七キロやせて、五六キロになった。標準体重とは身長から一〇五ないし一一〇を引いたものを目安にしていて、これくらいなら健康でいられるという目安である。身長の高い人は一一〇引くし、低い人は一〇五を引くが、何センチからということは決まっていない。美容を目的とすれば、ファッションモデルは身長から一一二を引くと言われた。一般人が健康を目的とするにはそんなに引く必要はない。

とはいえ、健康のために、香川式食事法を続けていたら、その後いつのまにかするすると五三キロになり、見事に標準体重になったまま何年も過ぎていった。その後さらにやせて、五〇、六〇代は大体五〇キロで過ごしたことになる。七〇代になって手術後は、身長も縮んで一五四センチになり、体重も四四キロとぐっと小柄になってしまった。

つまるところ、人生のあらかたを標準体重を維持して今に至ったわけだ。「太らない」食事はストレスがない。まして私は「あんなに食べるのに」と言われるほど食いしん坊なので、この食事法でなかったら、とりかえしがつかないほど太って、生活習慣病にもなり、女心としてもやせたいのにやせられないといつもゆううつになって暮らしていただろう。

では、どんな食事か……。

香川式食事法

香川式食事法は、香川先生ご自身が、九八歳まで現役で過ごされたこと、そして多くの卒業生が、その食事をすることによって、元気に過ごしていること。三十余年にわたる栄養クリニック（減量と健康アップを目的にした一般向け講習会）の卒業生の記録によって、その効果は充分に証明されている。

一口に言えば、まずは野菜を食べることである。一日に野菜を三〇〇グラム、というとイメージがつかみにくいかもしれないが、例えばほうれんそう二株＋きゅうり一本＋トマト半個というところで三〇〇グラム。これにじゃが芋一個、みかん二個。

そして、三食必ず食べること、毎日各種の栄養素を全部とること。労働の軽い成人女子で一日一六〇〇キロカロリーが目安。
夜食と間食をしないこと。
たったこれだけで一生の健康が約束される。
では、一日にどんな食品を食べたらいいのだろうか。

第一群（ミルクグループ）——栄養の切り札的役割になる食品。日本食に不足しがちなカルシウムや鉄、ビタミンA、B_2などの栄養素を含む。
牛乳・乳製品（バター、生クリームを除く）
卵（鶏卵、うずら卵など。魚卵を除く）

第二群（肉グループ）——体をつくり、健康をアップさせるたんぱく質をとるための食品。
魚、肉、大豆及びそれらの加工品（魚油、肉の脂身、大豆油を除く）

第三群（野菜グループ）——食物繊維で満腹感を得、さらに腸の調子を整え、ビタミン類を始め微量栄養素で健康を増進させる食品。
野菜（海藻、きのこも入る）
芋
果物

第四群（穀物グループ）――エネルギー確保のために欠かせない食品。

穀物（米、麦、雑穀）

砂糖（はちみつ、アメ、ジャムなど）

油脂（植物油、バター、マーガリンなど）

この四グループの食品を毎日とるわけだが、その分量は、大人の女性なら次のようにする。

一日にとる第一群（ミルクグループ）の量

牛乳　二五〇グラム（コップ二杯）――チーズ　五〇グラム（二切れ）、ヨーグルト三〇〇グラムに代えてもよい。

卵　五〇グラム（一個、うずら卵なら四〜五個

一日にとる第二群（肉グループ）の量

魚　五〇グラム（一切れ）

肉　五〇グラム

豆腐　二分の一丁

魚と肉は、脂肪の少ないものを選ぶ。魚や肉といってもまぐろ大トロやベーコンばかりで

は、たんぱく質よりも、脂肪をとることになってしまう。
豆腐の代わりに油揚げ、湯葉、大豆などでもよい。

一日にとる第三群（野菜グループ）の量

野菜　三〇〇グラム（例えば、青菜二茎、トマト小一個、キャベツの葉大二分の一枚）
芋　一〇〇グラム（じゃが芋なら小一個、他の芋でもよい）
果物　二〇〇グラム（みかん二個、またはいちご一〇個など）

一日にとる第四群（穀物グループ）の量

一食につきご飯なら一膳、食パンなら一枚、麺なら三分の二玉を最低限とし、生活強度（体を動かす度合い）によってふやす。
砂糖　二〇グラム（大さじ二強）
油脂　二〇グラム（大さじ二弱）

これで、ほぼ一六〇〇キロカロリーを満たしている。これではとても足りないという人は、野菜料理をふやすことで慣らしてゆく。尚、塩分は、控えめにする。
食塩　一〇グラム（小さじ二弱）以下
しょうゆ　五〇グラム（大さじ四弱）

1日にとりたい食品の量と種類（1点＝80kcal）

第1群 3点 栄養の 切り札となる食品	**牛乳・乳製品…2点** 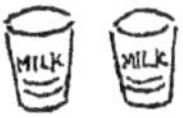 ２点の量は、牛乳ならコップ２杯 プロセスチーズなら２切れ（50ｇ） カッテージチーズならコップ１杯 ヨーグルトなら300ｇ 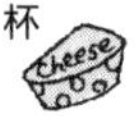	**卵…1点**  鶏卵なら１個 うずら卵なら４～５個
第2群 3点 筋肉や血液の もととなる食品	**肉、魚、大豆・大豆製品…計3点** 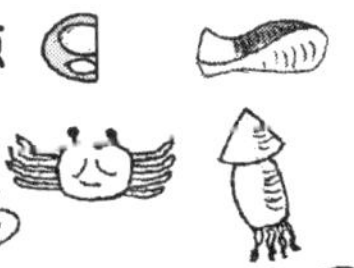 １点の量は、肉なら50ｇ前後 魚１切れ、豆腐½丁が目安 かに、いか、貝類もここ	
第3群 3点 食物繊維、ビタミン、ミネラルが多い食品	**野菜 300ｇ…1点** 海藻、きのこもここ  **芋 100ｇ…1点** じゃが芋なら小1個 さつま芋なら½個 里芋なら2個	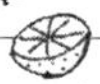 **果物 200ｇ…1点** みかんなら２個 りんごなら小１個 バナナなら１本
第4群 9～11点 エネルギーとなる 食品	**穀物（ご飯、パン、麺類）…計6～8点** 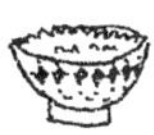 2点の量はご飯なら軽く1膳、食パンなら1枚 麺なら⅔玉、ロールパンなら小2個 一回の食事で2点から3点弱を食べれば6～8点 残りの3点は砂糖、油などでとれている **守りたい調味料の量…計3点** 砂糖………20ｇ（大さじ２強） 油脂………20ｇ（大さじ２弱） 塩分は少なめに｛食塩………10ｇ（小さじ２弱）以下 しょうゆ……50ｇ（大さじ４弱）	

☆1群から３群まででで９点。４群では同量の９点（穀物で６点、調味料で３点）を最低限とるようにします。成人女性は４群の穀物は８点くらいにして計20点（1600kcal）はとりたいものです。さらに、労働強度によって摂取カロリーをふやしてエネルギー不足を補います。しかし４群をとりすぎると肥満に傾きます。もの足りなさは、３群の野菜料理をふやすことでカバーしましょう。

四群の食事は日常の献立が基本

食物を「栄養素」と「毎日の実際の生活上の取り入れやすさ」（これは買い物や後片づけ、残り物のことも入る）を考えて、四群に分ける香川式は、覚えやすい、わかりやすいと大好評で迎えられた。

なぜ、四群か。これはふつうの日本の家庭の食事をもとにつくられたからだ。

「ご飯に、おかずは魚や肉、豆腐。それにおひたしや煮物」が当時のふつうの食事で、これにカルシウムやミネラル、ビタミンをとってほしい、ということで牛乳と卵を加えたのだ。いわば、献立からの発想と言えるだろう。戦後すぐの日本の食事はなんといってもたんぱく質やカルシウムが足りなかった。だから、第一群に牛乳と卵をもってきたのは、「ふつうの食事にせめて牛乳一本、卵一個をプラスしてください」と願いをこめてのことだった。牛乳と卵は、当時も今も「栄養の優等生」であることは間違いない。

この四群をおぼえてもらうためにトランプのマークを当てた。

第一群には、栄養の切り札であるということでスペード。

第二群の肉、魚、豆腐などはメインのおかずで、血液や筋肉をつくるという意味でハート。

第三群の野菜、芋、果物は、わかりやすく葉っぱのクローバー。

第四群は主食の米や麦。エネルギーのもとであり、体の「財産」に当たるのでダイヤ。

四群はいかーん！

しかし、四群の分け方に異を唱える方々もいて、こちらは栄養素から、六群に分けることを提唱された。①肉、魚、大豆、大豆製品、卵（たんぱく質）②牛乳、小魚、海藻（ミネラル）③緑黄色野菜（ビタミン、食物繊維）④淡色野菜 果物（ビタミン、糖質）⑤穀物、芋（糖質）⑥油脂（脂肪）である。別に問題はない。どう分けようと毎日の食事でバランスよく栄養をとってくれればいいのだ。

だが、医師や学者が中心だった六群派の方々は、「エプロンをしたおばちゃん」が「献立中心で非科学的に」つくった四群を「けしからん」「そんな四群派と同席はしない」とずいぶんいやみを言われた。

ある時は、番組のディレクターが、「生放送なのに、あちらの先生が『四群の話などする人とはいっしょに出ない』とおっしゃるので」と困りきっている。私は「あら、なにも四群の話をしなくたって、食事のバランスの話くらいできますよ。四つに分けようが、六つに分けようが、それなりに食べていかなくちゃならないんだし」と先方に合わせて差し上げた。先方の先生は大変ご機嫌で帰られた。

別の医師は「ご飯を食べるとバカになる」という意見に固執なさっていて、番組のために私がつくった献立にご飯がのっているのでカンカンとのこと。このときも、私はディレクターに「ならご飯を映さないで、おみそ汁からおかずまでを映せばいいのではないですか」「そうしてもいいでしょうか」「視聴者だって、おみそ汁が映れば、自分がつくるときはご飯をつけますよ」「助かります」ということで番組は無事終わった。

家庭の食事をあずかったことのない男性の学者たちは、まるで非科学的でとんでもないことだ、とでもいうように、「たかがご飯」のことにめくじらを立てたのである。しかし、それはそう分けることでなんらかの利権も発生したのかもしれない。無益な争いは私には関係のないことだし、家庭の食卓にも関係のないことである。

細かすぎる！

普通の食事が基本と言ってきたが、今は「普通」がわからなくなっている時代である。昭和三〇年代に厚生省（当時）が、一日四〇品目とることを勧め始めた。私は「無理だ」と言った。それやこれやでその後、三〇品目に減った。こうしたことは普通の食事が健全に機能したうえでのお遊びとしか思えない。

現在の核家族やひとり暮らしで三〇品目も食材を買ったら、ちまちまと残り物ばかりふえて、冷蔵庫で傷んでいく。そんなことより、まず、四群を普通に召し上がれ。そのうえで「なるべく毎日同じものばかり食べない」ことを心がけるだけでいいのだ。

完璧な食事、などありえない。食べた食品を数えては、「しまった、今日は二八品目しか食べていない！」などと思うとしたら、それはどう見ても「ゲーム」にはまっているとしか言えないのではないだろうか。

だいたい、そんなに「食事」のことばかり考えないこと。四群の食事を普通に食べる、これを実践して、あとはほかの楽しいことに時間と頭を使うべきだ。

野菜類の食べ方

野菜を一日に三〇〇グラムと書いたが、これの大体の目安をおぼえておくといい。くりかえすけれど、香川式食事法は、「毎日の食卓」を基準にしているのだから、食卓にはかりをもちこんで正確に、などとは言っていない。料理しやすい、食べやすい量を基本にするべきであって、やれこのにんじんは五グラム多かった少なかったというのはおかしいのだ。

さて、葉っぱのものは、ほうれんそうは一茎が五〇グラム、キャベツも白菜も大きめの葉っぱ一枚が一〇〇グラム。かたまりのものなら、卵ぐらいの大きさで五〇グラムである。に

3群の食材と1日の量の例

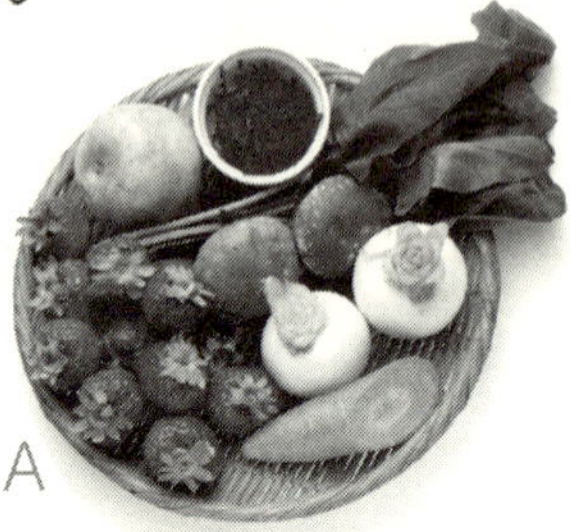

A

野菜 300g	ほうれんそう	100g
	にんじん	50g
	かぶ	150g
おまけ (きのこ、海藻)	生しいたけ	2枚
	わかめ	3g
芋	じゃが芋	100g
果物	いちご	200g

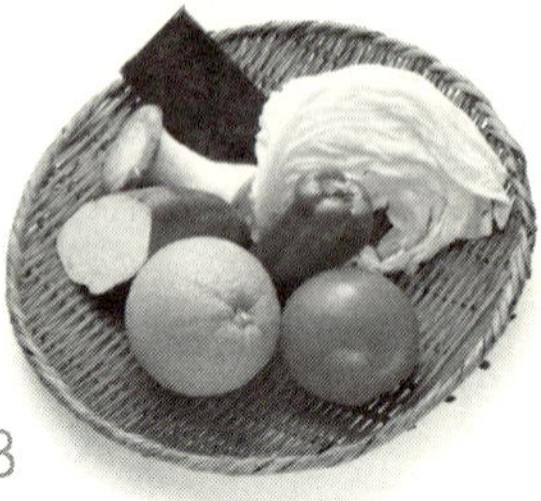

B

野菜 300g	ピーマン	50g
	トマト	150g
	キャベツ	100g
おまけ (きのこ、海藻)	エリンギ	1本
	のり	1枚
芋	さつま芋	100g
果物	オレンジ	200g

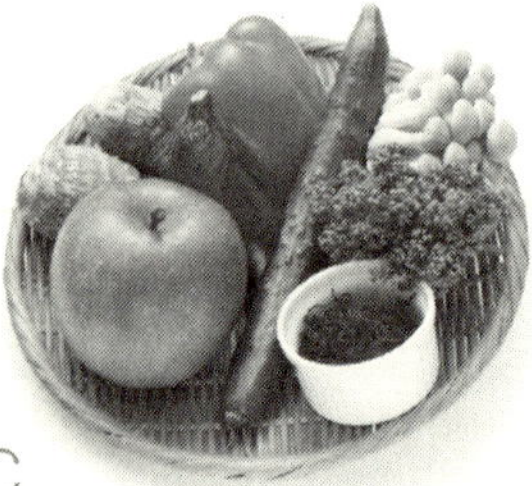

C

野菜 300g	パプリカ(赤)	80g
	きゅうり	100g
	なす	100g
	パセリ	20g
おまけ (きのこ、海藻)	しめじ	50g
	ひじき	10g
芋	里芋	100g
果物	りんご	200g

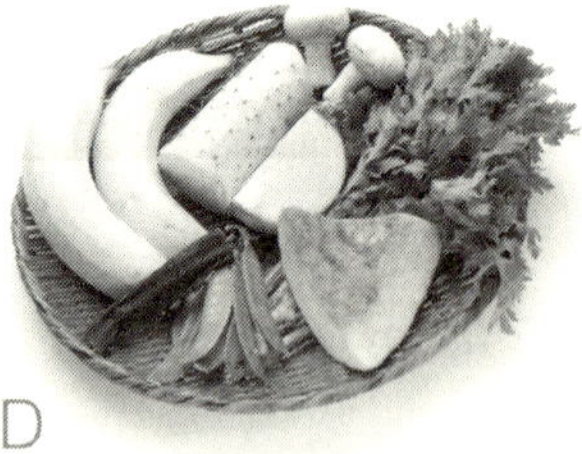

D

野菜 300g	玉ねぎ	60g
	春菊	90g
	かぼちゃ	100g
	さやえんどう	50g
おまけ (きのこ、海藻)	マッシュルーム	2個
	こんぶ	5g
芋	長芋	100g
果物	バナナ	200g

んじんも大根もなすも一回に卵ぐらいの大きさを使ったら、それが五〇グラムだ。

第三群にはきのこもこんにゃくも海藻も入っていて、これらはノーカロリーに近いので、あれこれ選んで食べる。最近はこうした食品の一つに急にスポットライトを当てる報道があったりして、「それっ」とそればかり食べることになるが、どうせ飽きるので救われているのだ。真面目すぎる人は、いくら体にいいと聞いたからといってそればっかり食べるということを長く続けないように要注意である。

さて、芋類を一〇〇グラムは食べたい。つまり小さいじゃが芋一個あるいは里芋なら二個、さつま芋なら三分の一個。

そして、果物を一日に二〇〇グラム。最近は果物が大きくなってしまったが、小ぶりの昔ながらのりんごなら一個。みかんなら二個、バナナなら大一本、いちごなら一〇個。

芋や果物を毎日欠かさない

先に述べた栄養素中心の六群の分け方では、芋や果物が食べにくくなるきらいがある。なぜなら、芋が主食にはいっているので、それを米や小麦ですませると、芋をとるチャンスがなくなり、せっかくのビタミンCがとりにくい。また、ビタミンが多い果物を糖質が多いとして避ける傾向にある。そもそも普通の献立を考えると、芋はおかずであり、果物はデザートであり、両方を主食と同じ糖質という枠で考えるのは頭でっかちではないだろうか。とりすぎなければよいのだ。

最近はあまり言わなくなったが、ひと頃は、癌予防に緑黄色野菜に含まれるカロテンが有効とのことで、しきりとにんじんや緑の野菜を食べよと言われた。かといって、にんじんを生でぽりぽりかじったり、ゆでたブロッコリーを食べているだけでは、カロテンは吸収されにくい。カロテンは油と一緒に食べてこそ吸収される。食べるときに、ごまをひとふり、あるいは油炒めにするとよい。困るのは、「緑黄色野菜がいい」と聞いたら、レタスやキャベツなどは価値がないかのように思い込むことである。また温野菜がいいというのは、「生では野菜を食べていると思っても案外量が少ないから、ゆでたりしてたくさん食べなさい」ということだ。それなのに、生野菜のサラダは害があるように思い込む人が出てくる。

だから私は「どっちの色でもよいし、煮ようと焼こうと生だろうとどのような状態でもいいから、毎日ともかく『野菜』を三〇〇グラムは召し上がれ」と言うことにしている。

カロリー計算の目安

肥満を防ぐためには、摂取カロリーを控えなくてはならないが、一回に食べる量を基準にカロリーを計算するとわかりやすい。一〇〇キロカロリーとらなくてはならないから、ご飯は何グラムというのは逆で、ご飯軽く一膳が大体一六〇キロカロリーという考え方をする。魚一切れ、卵一個が大体八〇キロカロリー。こうして、普通に食べている食材の熱量は八〇キロカロリーを単位とすると把握しやすいことがわかった。

したがって八〇キロカロリーを一点とする数え方で、栄養バランスがよくて、生活習慣病になりにくい、太らない食事の食材の量が把握できる。

労働の軽い成人女性が一日に合計一六〇〇キロカロリーをとるとして、二〇点である。

これを香川式の四群にあてはめてみると、

第一群は一日三点——乳製品で二点（牛乳ならコップ二杯、ヨーグルトなら三〇〇グラム）、卵で一点。

第二群は一日三点——魚一切れ、肉五〇グラム、豆腐なら二分の一丁で各一点。もちろん時には肉ばかりの日や、魚ばかりの日があってもよいが続かないように加減していく。

第三群は一日三点——先述の野菜三〇〇グラムで一点、芋一〇〇グラムで一点、果物二〇〇グラムで一点。

第四群の主食は一日六点を基準に活動状況でふやす——ご飯なら軽く一膳、ロールパンなら小二個、食パンなら一枚、麺なら三分の二玉で各二点。これに先述の油と砂糖計三点を加えて九点とする。

私のある一日の食事の量と摂取カロリー

♤ **1群**　3点
♡ **2群**　3点
♧ **3群**　野菜1点(300g)　芋1点(100g)　果物0.5点(100g)
◇ **4群**　9点(ご飯かパンで6点＋油2点と砂糖1点)
合計　17.5点(1400kcal)

私の年齢に合わせて18点を目標にしている。朝アメをなめたり、何かつまんだりする分を考えて余裕をもたせている。数値はだいたいこれくらい、ということで厳密ではない。大きくはずれなければいい。この日は果物がいちごだったので0.5点しか食べていない。

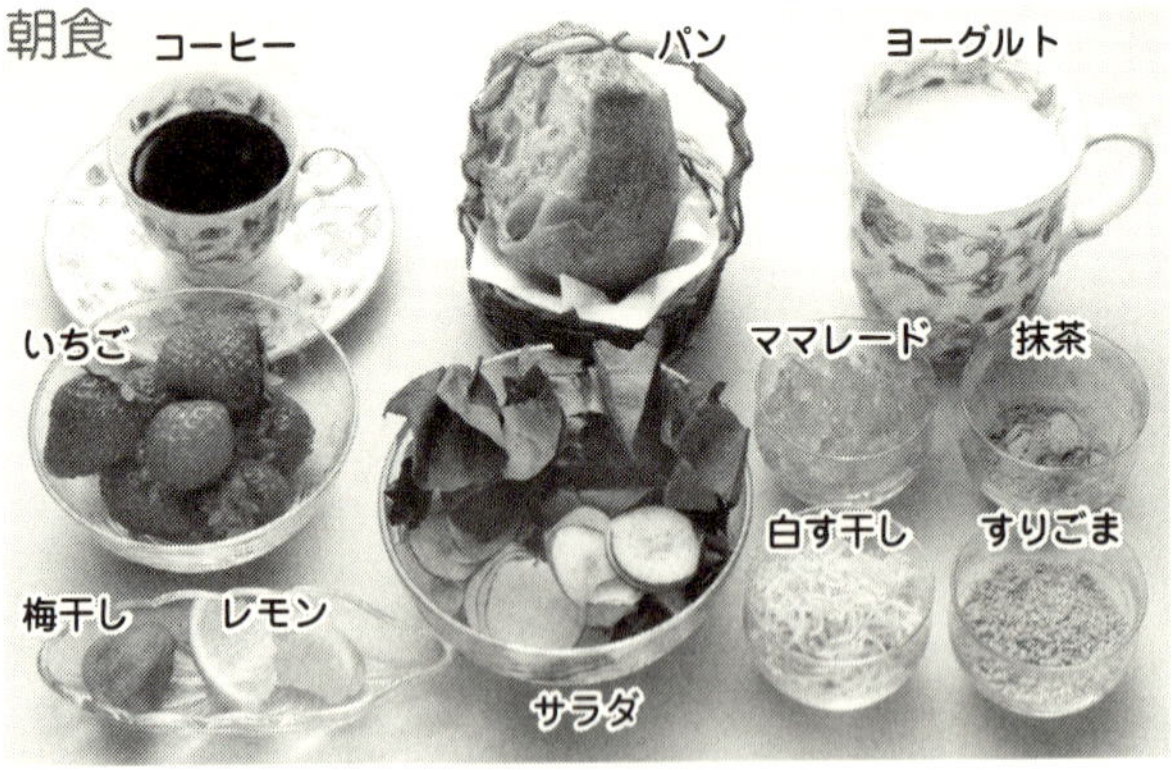

サラダ	♧ほうれんそう	100g	0.4点
	♧ラディッシュ	30g	
サラダの添え物	♧レモン	1切れ	—
	♡白す干し	大さじ1	0.1点
	♧すりごま	大さじ1	0.7点
	◇パン	60g	2点
	♤ヨーグルト(自分で作る)	300g	2点
ヨーグルトといっしょに	◇ママレード	大さじ1½	0.8点
	抹茶	小さじ1	—
	♧いちご	100g	0.5点
	コーヒー	1杯	—
	♧梅干し	1個	—

合計6.5点＝520kcal

昼食

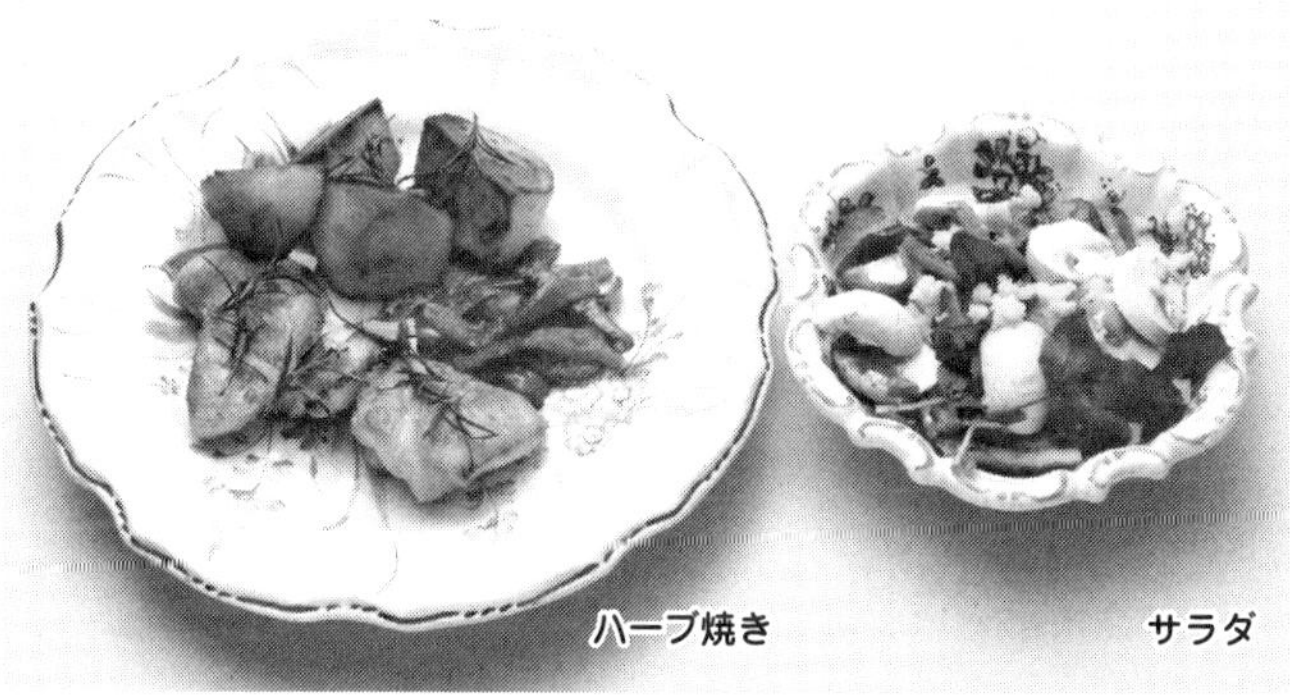

ハーブ焼き	♡ 鶏肉	60g	1.5点
	♣ じゃが芋	100g	1点
	♣ ピーマン	30g	0.1点
	◇ 油	小さじ2	0.9点
	♣ にんにく　ローズマリー	少々	——
	塩、こしょう		——
サラダ	♣ クレソン	40g	0.1点
	♣ マッシュルーム	3個	——
	♠ 卵	1個	1点
	しょうが	5g	——
	♣ しょうゆ	小さじ1	——
	♣ レモン汁、皮	小さじ1＋α	——

◇ ご飯110gかパン60g　2点

合計6.6点＝528kcal

夕食

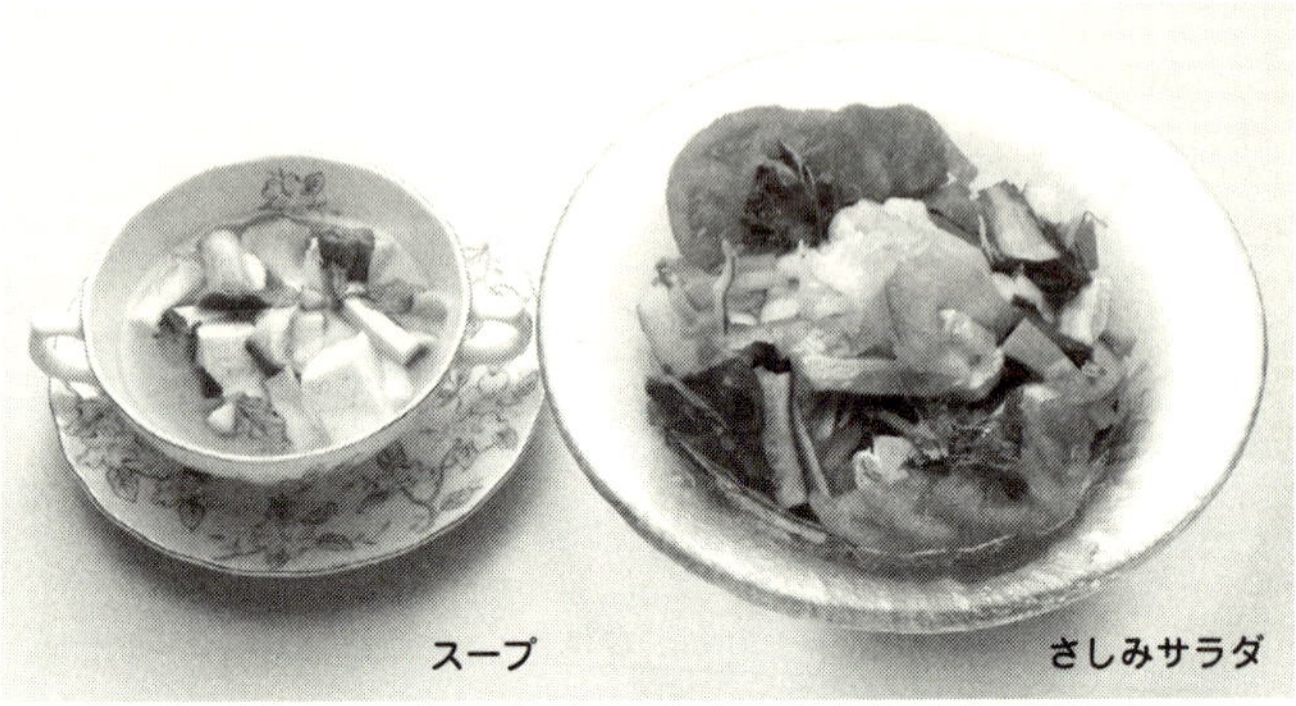

さしみサラダ	♡白身魚	70g	1点
	♣わかめ（干し）	2g	——
	♣きゅうり	½本	0.3点
	♣にんじん	20g	
	♣トマト	50g	
	♣レモン汁	小さじ1	——
	◇オリーブ油	小さじ1	0.5点
	♣セルフィユ	少々	——
	塩、こしょう		——
スープ	♡豆腐	40g	0.4点
	♣エリンギ	30g	0.1点
	♣青菜	10g	——
	◇固形スープ	1個	0.1点
	酒	小さじ2	——
	こしょう		——
	◇ご飯110gかパン60g		2点

合計4.4点＝352kcal

朝	6.5点＝520kcal	合計 17.5点＝1400kcal
昼	6.6点＝528kcal	
夜	4.4点＝352kcal	

知らない間に栄養失調

年をとると、食べられるものが減ってくる人が多い。というよりも、自分で規制して食べるのをやめたり、控えたりしている。暴飲暴食が悪いのは当然だが、あれもこれもとやめてしまうのは、どんなものだろう。「絶対に食べてはいけないもの」は、毒物などを除き、本来はないと思う。例えば、バターや卵、肉などを食べてはいけないものとして、まるで毒物扱いする人も多いが、適量を食べているのなら有害ではないし、栄養をよくし、体調にプラスである。

年をとって、肉や卵などを敬遠していると、どうしてもアルブミン量が低下し、さまざまな障害が起こることがわかってきた。

二〇〇六年四月から、「血清アルブミン検査」が市町村の老人保健事業の基本健康診査項目に追加されることになった。アルブミンはたんぱく質の一種で、体の細胞や体液中に含まれる。血液中のアルブミンの減少は、栄養失調、体力低下をきたし、老化をすすめる。

人間総合科学大学教授・管理栄養士の熊谷修《くまがいしゅう》氏は、過去一年に「入院歴のある人」「転倒した人」「バスや電車を使い一人で外出できない人」「請求書の支払いができない人」（したくない、あるいは経済的に払えないという意味ではない）などは、アルブミンの値が低下している可能性が高いとしている。体力低下だけでなく、大脳の働きにも影響するわけだ。アルブミンの値が血液一〇〇ミリリットル中三・七グラム以下になったら栄養失調。食事改善が必要になる（基準値三・八〜五・三グラム／血液一〇〇ミリリットル）。

栄養失調を防ぐだけでなく、若さを保つためには、食事は多すぎず、少なすぎず、適量を、が原則である。

かんで食べることをやめない

かたいものが食べられなくなったと、むやみに柔らかいものばかり、トロトロのもの、流動食ばかり食べる人がいる。私は、とくにかたいものでない限り、いろいろなものをよくかんで召し上がれとおすすめすることが多い。かむことによって唾液が分泌され、食欲が増し、消化を助けて唾液腺ホルモン・パロチン（若返りホルモン）も分泌され、老化防止の一助となる。

入れ歯になると、かたいものはかめないからもうダメと思っている人が多い。入れ歯だからかめないということはない。かみにくいならまめに歯科へ行って調整してもらうことだ。

たしかに、入れ歯になるとかみ切りにくいものはある。

しかし、かむのは、歯だけの問題でなく、あごの力にもよる。

前歯は、食物をかみ切るためにあるのだから、ハサミと同様に上の歯が下の歯よりほんの少し前に出ている。

奥歯は、すりつぶすような役目だから、歯よりもあごの力によって、かむ力の強弱が定まる。えらの張った顔のほうが、概してあごの力は強い。あごがすんなりしては、かむ力が弱くなる。寝そべって、ほお杖をつくという姿勢は、あごの筋肉を衰えさせる。子どもがそうした姿勢でテレビを見るために、あごの力が弱くなると警告する論文を、アメリカでいくつか見たことがある。

あまりかまずに食べ物が食べられたら、おとなでも、子どもでも楽だから、まして年寄りとなるとついつい柔らかい食事に移行する。そのうちに、食事からかたいものが減り、多くはトロトロ食になり、かまないでのみ込むようになってしまう。

トロトロ食では、よく考えて作らないと栄養は充分にとれず、いっそうあごの力を弱める。さらに、かまないことで唾液の分泌が減るので、パロチンは欠乏するし、脳への刺激も少なくなって、老化をすすめることになる。

薄く切る、よく煮る、ちぎる

かたいものと言えば、厚切りのたくあん、かたい柿、あわびなどがすぐ思い浮かぶ。これらの食品は、必ずしも食べなくてもよいものだろうが、食べられないとなると、やはり食べたいと思うのは人情であろう。

たくあんは、薄切り、千切りにすれば食べやすい。柿も薄く切っておけば、奥歯でなら充分にかめる。あわびにしても、活きているもの、あるいは長時間かけて蒸したり、煮たりしたものは、意外に柔らかい。

もちろん四つ割りの柿や厚いかた焼きせんべいなどを、前歯でバリッとかむのは要注意。入れ歯が割れたりする。しかし、扱い方次第で多くのものは食べられるものだ。野菜をかむのがおっくうだなどと言わず、ちょっと工夫してゆっくり食べてみよう。

例えばレタスは、小さめにちぎり、塩水にくぐらせ、ギュッとしぼる。ごぼうなどは、下ゆでしたものを、すりこ木やあきびんでたたいて、たたきごぼうにする。きゅうりは生のまままたたく。野菜を細かく切るのが面倒なら、すりおろしてもよい。あらくおろすと、歯ごたえもあって、食べやすくおいしい。

食べやすいことばかりを考えて、何もかもトロトロにしてしまうと、時にはかえってのどにつかえたりして危険な場合もある。お正月には、おもちがのどにつかえるという事故が必ずある。一時より、おもちがつかえる事故は減ったようだが、それはおもちが変わったことにもよる。本当においしいおもちは、臼と杵でついたもの。それは非常にねばり強い。機械づきのものは、ねばりが少なくて、本来のおもちの魅力はないが、のどにつかえることは少ない。

食べやすくするには、よく煮ることも大切だ。もちろん、長く煮ることで柔らかくするわけだが、それだけでなく、生煮えをさけるということもある。生煮えの食品は、かたいというだけでなく、火の通り方にむらがあったりして味のしみ方が悪くおいしくないし、安全という点でも、心もとない場合がある。もう一息、あと一分というふうに、ほんの少し調理時間を長くすることで、おいしく、安全な料理をつくることができよう。

肉をさけてはならない

年をとってくると、油っこいものや肉類をさける傾向がある。嗜好が変わることもあるが、〝体によくない〟〝不必要〟〝有害〟と思い込んで、食べたくてもやめている人も少なくない。

肉の脂身を除いたり、調理法を変えたりすることで、多くのものは年をとっても食べられる。肉の脂っぽさを除くには、熱湯に通したり、ペーパータオルに包んで電子レンジで加熱する、あるいは、酒で煮るのもよい。

しゃぶしゃぶというお料理、ふつうはこぶだしで薄切り肉をさっと煮る（しゃぶしゃぶする）が、それを酒に替えてみる。驚くほど肉の脂肪がとれ、酒のほうには、アクがいっぱい浮いてくる。こぶだしやスープなどでは、ここまでアクが浮くことは少ない。酒のしゃぶしゃぶだと肉はさっぱりと食べやすい。

両親が存命だった頃、我が家のしゃぶしゃぶは、いつも酒を煮立てたものだった。できるだけ上質の薄切り肉を求め、脂身をすっかりとる。酒でしゃぶしゃぶした肉を大根おろしやレモン、ほんの少しのしょうゆでいただくので、実にさっぱりしている。一人分ほんの四〇〜五〇グラムの肉なのだから、お酒の量もたいしたことはない。しかし、サービスするほうは、アルコールが煮立つ湯気を吸って、ほろ酔いになってしまうからご注意。量が多ければ参ってしまう。もちろん、春菊やせりなど香り野菜や、きのこも用意する。

この酒のしゃぶしゃぶは、若い人にはすすめない。あっさりしていて、いくらでも食べられるから、家計がもたない。ある程度、年をとり、「肉はもう食べられない」と思った頃からの食事である。

のみ込める食事の工夫

いよいよのみ込むことができなくなったら、それなりの対策が必要だ。完全にのみ込めないのは仕方がないが、年をとってくると、あるいは胃酸が減ってくると（胃酸欠乏症、低酸症）、唾液の分泌も減るので、のみ込みにくく、つかえたりする。食事には汁物を添えたり、乾いたものばかりでなく、しっとりした煮物や和え物が必要である。

のみ込みやすくするには、単なる汁よりも、とろみのついたものがよい。汁に少量の水溶き片栗粉を加えてとろみをつけたり、じゃが芋などは煮つぶしたりする。もちろん、すべてをトロトロにするのでなく、じゃが芋は半分くらいをつぶすなどの工夫が必要である。

いずれにせよ、人生最後までよくかんで食べよう。早食いは、若かりし頃のこととして、食事はゆっくり、よくかんで、おしゃべりしながら食べたい。おしゃべりすることも唾液の分泌をよくする。そういうことを考えても、一人暮らしの人は、お友達との会食の機会はのがさないほうがいい。おべんとうを持ちよったり、コンビニで調達するのでもよいので、おしゃべりとともに食べることが大切だ。

第6章　新発見！の「色」に含まれる若返り物質

癌予防の可能性のある食品ピラミッド

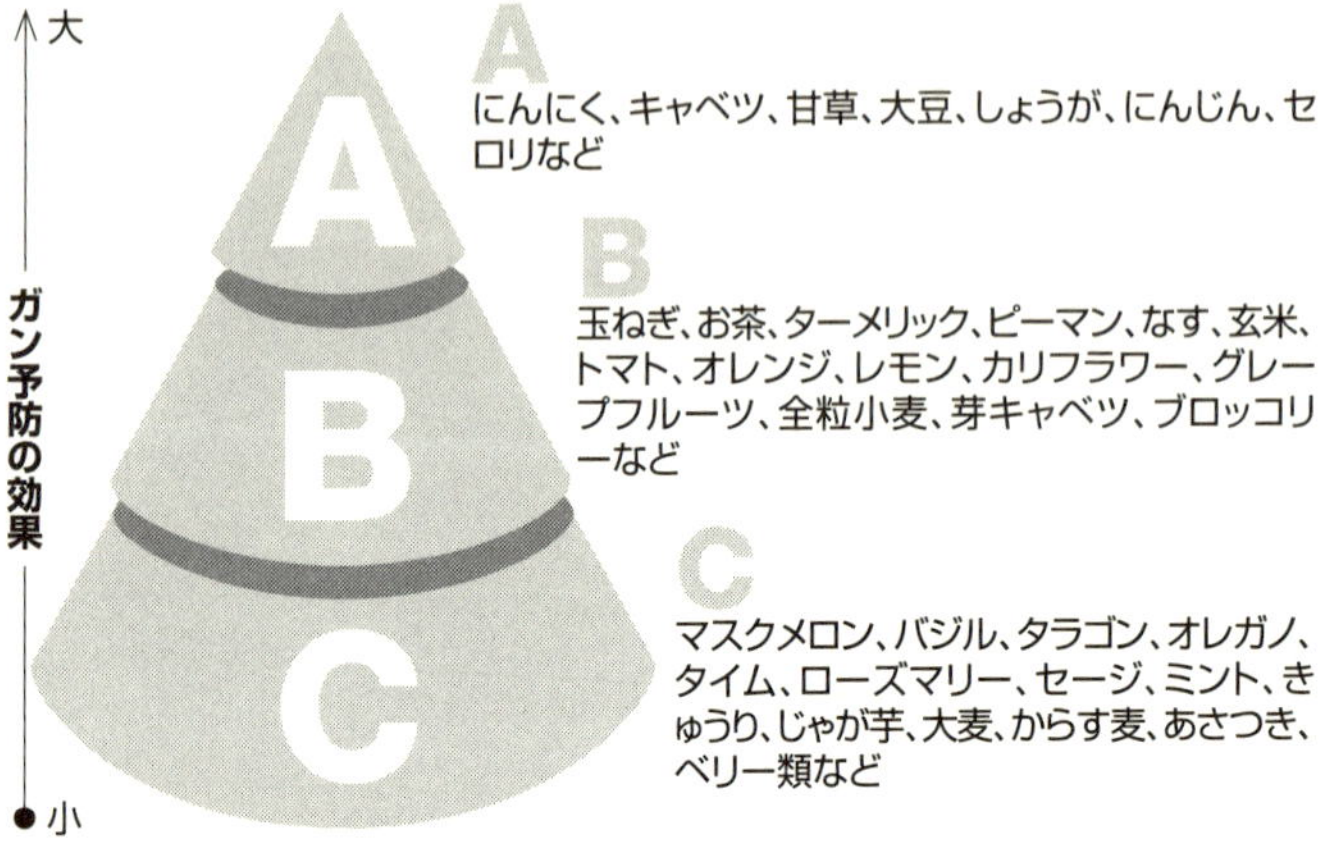

（アメリカ国立癌研究所）

基本の栄養をまず大切に

「○○は△△に効く」という言い方で食品が報道されるようになってきた。それは、食品の三つの機能のうち、第一の栄養、第二のおいしさの次に、第三の体調調節機能が重視されるようになったからだろう。たとえば、食物繊維やビタミンがもつ生理的な機能によって、動脈硬化や大腸癌の予防が期待できるということだ。世界中で食品の生理的機能の研究がさかんで、アメリカ国立癌研究所は、「癌予防の可能性のある食品ピラミッド」（上図）を発表している。しかし、このA、B、Cを冷静にみれば、緑の野菜に大豆、お茶、柑橘類、ハーブと、とくに変わったものはない。現在の日本の家庭でふつうに食べられているものばかりだ。

こういう結果をみて、最上段のAにランクされたものだけを食べれば癌にならない、などと、どれか一つの食品の栄養素や食べ方に注目して面白おかしく伝える「健康『娯楽』番組」に人気が集まっている。

文明社会では「食」は遊びの範疇《はんちゅう》にも入っている。

たしかに、食品の体調調節機能を知って食べるのは楽しいことだ。毎日、「自分のつくる料理なんてつまらない平凡なお惣菜だ」と考えるよりも、「血液をサラサラにする効果がある玉ねぎのサラダよ」「癌を防ぐきくらげのスープよ」となったほうが、つくりがいも、食べがいもあるというものだ。

ここで注意したいのは、基本の栄養素をとることを忘れないことだ。三大栄養素であるたんぱく質、糖質、脂質は基本の栄養素である。これらは食事ごとにとらないと意味がないのだ。とくにたんぱく質は、その成分である必須アミノ酸をとらないと、体に重大な変調をきたす。必要な量は第5章を参考にしてほしい。

またビタミン、ミネラルの重要性は知られていることだろう。ビタミンAが不足すると「鳥目」になって夜ものが見えにくくなるし、ビタミンCが不足すると「壊血病」を起こし、死を招くことすらある。ミネラルの鉄は赤血球の材料で、酸素を運ぶ役をするから、不足すれば貧血になり、全身に影響する。

食物繊維とファイト・ケミカル

この五大栄養素に加え最近なにかと話題となっているのが、第六の栄養素と言われる食物繊維と、第七の栄養素と言われるファイト・ケミカルである。食物繊維は、食事のボリュームを大きくして満腹感を高め、腸内にたまる酸化物質や有害物質を便とともに体外にさっさと出す。またファイト・ケミカルは抗酸化作用、癌を防ぐ作用があり、さらに老化を防ぎ「元気になる」物質ともいわれている。

第六、第七の栄養素の特徴は、これまで「役に立たない」「有害」と考えられてきた食品のなかに含まれているということ。

食物繊維などはかつては「何の役にも立たないカス」であったはずなのに「役に立たないからこそ排出され、従って有物物質の排出に役に立つ」ということになってきた。

コーヒーも単なる嗜好品ではなく、カフェ酸、フェルラ酸が抗酸化作用をもつことがわかり、癌を防ぐとして格上げされた。ポリフェノールを含むチョコレートも太ると敬遠された存在から、一気に健康食品として格上げである。フランス人に動脈硬化が少ないことから発見されたポリフェノールのおかげで、ワインも大手をふって飲めるようになった。

食生活の変化は皮肉な様相をもたらす。「役に立たない」「害がある」とされたものを「なぜおいしいのだろう」「なぜ昔から食べられてきたのだろう」と研究してみたところ、やはりそれなりの意味があったというわけである。

したがって注意したいのは、第六、第七の栄養素は、「メイン」の栄養素ではないということ。気付け薬のような働きをすると思ってほしい。だから第一から第五までの栄養素をきちんととり、そのうえで第六、第七の栄養素を楽しみたい。なんといってもこうした栄養素を含む食品は、彩りをよくしたり、香りがよかったり、単純においしかったり……つまり、「文化」を楽しむ部分が多いからだ。

基本の衣服は第一から第五までの栄養素にあたり、これがないと裸になってしまう。この衣服につけるボタンやリボン、レースなどが第六、第七の栄養素だろうか。もちろんこれらはなくてもいいように見えるけれど、なければ殺風景な魅力に乏しい服装になるし、また、ボタンはなければ服がとめられないなどの実用性もある。もちろんリボンも布なので身を隠す役割はするが全身をリボンで覆うわけにはいかない、と言えばわかりやすいだろうか。

カラフルな食卓を心がける

これらの栄養素一つ一つに注目してテレビ番組つくりをすると何年分でも番組ができそう

であるが、家庭で取り入れるには、料理の彩りをよくして、いろいろな色の食材を食べること、香りにも気をつけて、薬味、スパイスを取り入れることだ。おしゃれで美しくおいしい食卓は、気持ちを明るくするだけでなく、癌を防ぎ、毒素を排出し、若さを保つためにも役立つ。

また、カラフルな食材は野菜、果物でとることになるが、新鮮で色鮮やかなもの、よく熟れているものを選ぶことが大切で、古くなると栄養素が失われたり、変質したりしているし、未熟なものは栄養素が少なかったりする。伝統の乾物はよいけれど、干からびたものや冷蔵庫でしなびたものはやはり栄養素が失われている。

第5章では、基本の栄養素をとるために、トランプのマークを揃えるようにすれば不足せず偏らないと述べたが、食卓にさまざまな色を揃えることで、さらに微量栄養素をぬかりなくとることができる。「色」は栄養なのである。

「色」は栄養

・赤い食材とリコペン

トマトの赤い色素はリコペンといって、カロテンと同様の機能をもつ。カロテンは体の中でビタミンAに変わる。皮膚や粘膜を丈夫にし、抗酸化作用があり、癌の予防に役立つと言われる。リコペンはトマトのほか赤いすいか、京にんじん、パプリカなどの赤い野菜、果物に含まれている。

・オレンジ色や濃い緑の食材とβ－カロテン

緑黄色野菜として積極的にとることがすすめられているオレンジ色や濃い緑の野菜、果物には、カロテンの中でも強力なβ－カロテンが含まれている。β－カロテンには皮膚や粘膜を丈夫にし、美肌をつくる、風邪の予防、目の健康を保つ、抗酸化作用、免疫力を高める、動脈硬化や癌の予防に役立つ、などの効果があることがわかってきた。ほうれんそう、小松菜、青梗菜などの青菜、そして、ピーマン、かぼちゃ、にんじん、クレソン、ルッコラ、パセリなどにも含まれる。

・黄色い柑橘類とβ－クリプトキサンチン、オーラプテン

みかんやオレンジはビタミンCが豊富で、それだけでも充分すばらしい果物だが、最近はカロテンの一種であるβ－クリプトキサンチンの効力が期待されている。これも体内でビタミンAの働きをして、免疫力を高め、眼の健康を守る。みかん一個を食べれば適正量の一ミリグラムはとれる。

産地では、みかんを皮付きのまま焼いて皮ごと食べているが、そう言うと驚かれる。みかんなど柑橘類の皮に含まれるオーラプテンは発癌抑制作用があることがわかった。柑橘類の皮をよく洗って、マーマレードをつくったりゆずの皮をたくさん薬味に使ってほしい。

・赤や紫色の食材とポリフェノール

フレンチ・パラドックスで有名になったポリフェノールは体内で生産されるコレステロールの酸化を抑えて、動脈硬化や心筋梗塞を防ぐとされる。かといって、ワインをがぶ飲みしてはいけないのは当然である。ポリフェノールの仲間はたくさんあり、カテキンのように緑茶に含まれるもの、イソフラボンのように大豆、大豆製品に含まれるもの、ルチンのようにそばに含まれるものなど、和食に関連のあるものが多く、和食が健康食であると言われるゆえんである。赤や紫色の食材としては、ぶどう、いちじく、なす、プルーン、赤ワイン、ざくろ、ブルーベリー、紫芋などがある。

・赤や紫色の食材とアントシアニン

ブルーベリーの色素アントシアニンが視力アップに効果をもたらすと、今日のブルーベリーブームをつくっている。これは第二次世界大戦中に、英国空軍でブルーベリーのジャムを食べていた兵士たちが「薄明かりの中でも、ものがはっきり見えた」と証言したことが始まりと言われているが、専門家も「人間の目の膜のロドプシンという紫色の色素体が、光の刺激を脳に伝えているが、アントシアニンはロドプシンの再合成作用を活性化する」と認めているし、四〇代以上の人には一定の効果があるとされている。

アントシアニンは、ブルーベリーのほか紫芋、いちご、いちじく、クランベリー、ざくろ、さくらんぼなどに含まれている。これらの食材はビタミンCが豊富で、貧血や歯肉の色素沈着、皮下出血を防ぐほか、抗酸化作用があり、コレステロールの代謝にも欠かせない。ストレスへの抵抗力もつける。

・緑の野菜と葉酸

葉酸はビタミンの一つとして注目されるようになった。胎児の神経管の奇形を防ぐほか、環境ホルモンの影響も防ぐとされている。一般に青菜に多いが、胚芽、豆類、肉類、牛乳、ドリアンにも多い。

・茶色いココアとピロリ菌殺菌作用

カカオ豆の薬効が次々と明らかになってきているが、そのうちの一つとしてカカオ遊離脂肪酸が胃潰瘍の原因であるピロリ菌に直接働いて殺菌することがわかった（杏林大学・神谷茂教授ほか発表）。一〇パーセントのココア（二〇〇ミリリットルの水に大さじ三強）で、ピロリ菌は一時間後に八〇～九〇パーセント減少するという。ココアは牛乳で溶いたほうが胃に長くとどまり効果的で、食間や就寝前に飲むと胃に長くとどまることになる。

また、ココアには消臭効果があり、ココアを飲んだ翌朝の排便ににおいが少ないことがわかった。病院や老人ホームでも効果が確かめられている。

・白い食材とイソチオシアネート

イソチオシアネートは野菜の辛み成分である。大根、キャベツ、カリフラワー、かぶ、貝割れ菜、ブロッコリーなどに含まれている。消化を助け、食欲を増進するほか、発癌抑制作用が期待されている。

・黒い食材（コーヒー、海藻、黒豆）などの効用

コーヒーはカフェインの働きによって肝臓の機能を助け、ＧＴＰ（肝機能を示す）の値を低くする、フィルターでいれたコーヒーやインスタントコーヒーは血液中の善玉コレステロールのＨＤＬを増加させる、また成分のカフェ酸、フェルラ酸は抗酸化作用があることがわ

体調を整える働きをするカラフルな食材

	働き	食材
赤い食材とリコペン	抗酸化作用 癌の予防 	トマト、京にんじん、すいか（赤）、その他赤い野菜、赤い果物
オレンジ色、濃い緑の食材とβ-カロテン	ビタミンAと同じ働きをする、皮膚やのどの粘膜を丈夫にする、目の健康、抗酸化作用、発癌抑制作用、免疫力を高める	ほうれんそう、にんじん、かぼちゃ、にら、モロヘイヤ、サラダ菜、ルッコラ、青梗菜、ピーマン、小松菜、サニーレタス、あんず、唐辛子
黄色い柑橘類とβ-クリプトキサンチン、オーラプテン	免疫力を高める、目の健康、発癌抑制作用	みかん、オレンジ、グレープフルーツ 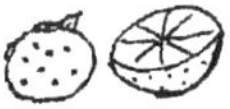
赤や紫色の食材とポリフェノール	抗酸化作用、動脈硬化を防ぐ 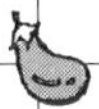 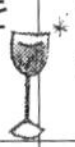	いちじく、なす、赤ワイン、ざくろ、紫芋、ブルーベリー
赤や紫色の食材とアントシアニン	目の健康、抗酸化作用、ストレスへの抵抗力をつける	ブルーベリー、クランベリー、なす、さくらんぼ、いちご、ざくろ、紫芋、いちじく、紫キャベツ、赤じそ
緑の野菜と葉酸	胎児の神経管の奇形や環境ホルモンへの影響を防ぐ 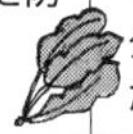	バジル、小松菜、パセリ、春菊、青梗菜、ほうれん草、モロヘイヤ、青ねぎ、青じそ、クレソン、タアサイ、京菜、かぶの葉、菜の花
茶色いココア	抗ピロリ菌、消臭	ココア
白い食材とイソチオシアネート	発癌抑制作用	大根、カリフラワー、キャベツ、ラディッシュ、かぶ、アブラナ科の野菜
コーヒーとカフェ酸、フェルラ酸	抗酸化作用が期待できる	コーヒー 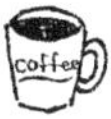

かってきた。

海藻や黒豆などには、食物繊維、ポリフェノールなどが含まれている。漢方では陰陽五行に色と内臓の働きをあてはめて健康を保つ考え方をする。赤、黄、青、白、黒の五色を食材にあてはめて、五色を揃えるのがいいとされる。色の効用は西洋医学でも認められてきているが、非科学的と思われたものがじつは人間の知恵が生んだものであったと言えるだろう。

デトックスと春野菜のすすめ

最近はとかく横文字の言葉が多く、外国語だけでなく、カタカナ英語、カタカナフランス語などもあり、眼を白黒させてしまう。運動ではなくエクササイズ、歩くではなくてウオーキングをしないといけない。デトックスもそのひとつ。detoxify の ify をとってデトックス。de は除去、toxin は毒素ですなわち解毒。平易には毒出しのこと。

この毒出しの毒は腸内細菌叢《そう》の悪玉菌と活性酸素を意味する。

中医学では、余分なもの（熱と水＝邪気）を除くことが基本となっている。

日本でも昔から「春は心して苦《にが》みを食え」と言われ、冬の間にためこんだ邪気を払えと教えてきた。いずれもデトックスに他ならない。冬の間は、寒さにそなえるために脂肪をため込むので、暖かくなると同時に、それは不用となる。老廃物を排出し、体中をすっきりさせたい。

体内にこもった余分な熱の排出には、春野菜に多く含まれる植物性アルカロイドが有効とされる。植物性アルカロイドは腎臓の濾過《ろか》機能を上げるために使われる。脂肪分解をすすめる働きもあり、肥満防止にも役立つ。強心剤、利尿剤にジキタリスがよく使われてきたが、ジキタリスは植物性アルカロイドの代表とも言えよう。

アクにひそむ若さの秘密

せり、みつば、パセリ、ふきのとう、うど、たらの芽など山菜は、独特の苦みを持っているが、それは含まれている植物性アルカロイドによる。かつてはアクとか苦みは食味上敬遠されたが、デトックスに有効だったのである。ものによってはビタミンA、Cも多いので、つとめて食べたい。

セリ科の野菜は、その独特の香り成分テルペン類によって血行促進、ストレス緩和、抗酸化作用などが認められている。マメ科エンドウ属のさやえんどうやグリンピースなどは色素フラボノイドを含み、抗酸化作用がある。

野菜料理といえば、サラダ、油炒め、煮物などが主だが、ただ野菜だけだと物足りず、魅力もない。そこへ、油、ごま、ナッツ、白す干し、干しえび、肉類、干物などを少し加えて、主菜となるように作ってみる。たけのこご飯や、きのこご飯にも、少しの青菜を加えることで、食欲をすすめ、デトックス効果が高まるのだ。

肝機能を高めるきざみ生キャベツ

野菜のデトックス効果として、肝機能を高めることも知られている。女子栄養大学教授の五明紀春《ごみょうとしはる》氏は、野菜のグルコシノレートの効果を強調されている。キャベツや青梗菜、クレソンなど、アブラナ科の野菜に多く含まれるグルコシノレートは「肝臓の解毒機能を強化し、発癌を抑える」という。とくに、生キャベツをきざむとグルコシノレート化合物が分解されて、辛み成分のアリルイソチオシアネートが発生し、癌や血栓を抑制する働きが期待できる。

豚カツやフライに生キャベツを添えるのは日本独特の食べ方である。キャベツの歯ごたえ、さっぱり感、ほのかな辛み成分は、万人向きのつけ合わせとして、長く好まれてきたが、生理的効果も理にかなっていたのだ。

和風ドレッシングの工夫

もともと私は野菜が好きだったが、おとなになって、いっそうたくさん食べ、人にもすすめるようになった。野菜は、ボリュームたっぷり、低カロリー食品だから、満腹感もあり、エネルギーをとりすぎることなく、肥満を防ぐ。食物繊維が豊富でおなかの調子をよくするだけでなく、さまざまな効果がうたわれるようになった。

野菜嫌いの人は、どちらかと言えば男性に多いようだ。それでも、体のために食べているという人もふえた。野菜はけっしてまずいものではない。おいしい野菜を新鮮なうちに食べることで、健康を買うことができる。

一九四六年、終戦の翌年に、地方都市で製油業をしている従兄が上京してきた。もともと父親の代から油屋だったが、戦争中に父親が亡くなったので、海軍にいた彼が戦後あとを継いだのであった。

「油が売れなくて倒産する」と東京へ資金調達に来たのだが、我が家に泊まって、野菜サラダをたくさん食べる私達に驚いていた。「こんなに野菜を食べるとは」と言い、また野菜を油炒めにしたり、野菜たっぷりのスープにポタッと油をおとすのに眼を丸くしていた。

その時、従兄が「野菜をどうしたらそんなにたくさん食べられるのか」と質問したことから、私の、誰でも食べられるサラダの研究が始まった。

「フレンチドレッシングなんて嫌われるから、しょうゆやみそを加えたらどうだろう」と私は、ない知恵をしぼっていろいろ考えた。従兄は私の意見をとり入れて、「しょうゆドレッシング」を作って製品化した。こうしたことが、私の野菜好き、野菜多食に拍車をかけ、後の仕事に役立ったと思っている。今では、しょうゆドレッシングなんて当たり前で、スーパーには工夫をこらした和風ドレッシングが並んでいる。

腸年齢と腸内細菌

「腸年齢」という言葉も聞かれるようになり、腸内細菌が注目されている。おなかの具合がよいのは気持ちのよいことだ。私達は食事をすると、その多くは胃で消化され、小腸で栄養が吸収され、大腸で水分などが吸収され、残ったかすは排泄される。

生まれたばかりの赤ちゃんの腸内には、初めは大腸菌などが出現するが、生後三～四日から善玉菌の代表であるビフィズス菌（乳酸菌）が増加し、これが九九パーセント以上を占めるようになる。赤ちゃんの便は甘ずっぱいようなにおいである。ところが、離乳期を境にして、バクテロイデスなどの嫌気性菌（空気、とくに酸素を嫌う菌）が優勢となり、ビフィズス菌は一〇～一五パーセントに減っていく。

おとなになって、さまざまなものを食べるにつれて、腸内細菌が増加し、その種類は五〇〇種類以上、総重量は一・五キログラムにもなると言われる。各細菌はある程度まとまって草花が群生しているような状態をしている。そのために、腸内の細菌の集まりは、腸内細菌叢（くさむら）、あるいは腸内フローラ（花畑）と言われる。

五〇代の後半を境に、ビフィズス菌は急速に減っていく。代わりに悪玉菌の代表であるウエルシュ菌や大腸菌がふえていくが、これは〝腸内細菌の老化〟とされる。赤ちゃんならずとも若いうちであれば、ウェルシュ菌は半分くらいだが、高齢者になると八〇パーセントに及び、その数も若いうちは便一グラムあたり一〇〇〇〜一〇〇万個なのに対し、年をとると一億個にもなってしまう。

ビフィズス菌を始め、善玉菌は病気を防ぐ働き、若さを保つ働きを持っている。制癌作用、コレステロール低下作用、肝臓の調子をよくするなど。もちろん、直接的な効果だけでなく、ホルモン生成などにもよい効果をもたらし、体の免疫力を高める。

私は、家族はいなくても、かつてはウイークデイに助手が来るし、来客も多かったので、トイレのにおいがいつも気になり、消臭剤をのんだこともある。毎朝三〇〇グラム食べているビフィズス菌入りのヨーグルトも、私の体調を整えるとともに消臭も目的だった。もちろん、排便時のにおいは自分の健康診断にもなるわけだが、いつしか風邪をひかなくなったことも、ヨーグルトの効果だと思っている。

便秘を防ぐ

便秘や下痢をしていると、善玉菌は減少し、悪玉菌が増加していく。

便秘の主な原因は、食事、ストレス、運動不足、時には抗生物質などの薬があげられる。便秘をすると、腸内細菌のバランスを崩し、悪玉菌をふやす。

下痢は腸が悪いためだが、胃が悪くてたんぱく質が不消化である場合もある。この時は、腐敗性（たんぱく質が腐敗する）下痢で、においはいっそう強くなる。

便秘予防の食事は、とかく食物繊維をとることと言われるが、大腸を刺激して蠕動《ぜんどう》運動をよくするためにはよいことだが、もっと根本的な対策が必要だ。基本的には食事のバランスが大切なのだ。たんぱく質の多すぎる食事は、便をかたくし、便秘にかたむく。糖質、とくに砂糖やアメ、ドライフルーツなどをとりすぎると、腸内で食物が発酵し、便が柔らかくなり、下痢に傾く。また脂肪は食べ物のすべりをよくするので、これも下痢をしやすくなる。

また、水分が不足すると便がかたくなり、便秘する。汗をたくさんかく夏、乾燥した所で生活する時は、水分をたくさんとることを忘れてはならない。

ストレスが強いと、下痢をする人や便秘をする人がいるが、いずれも腸の具合が悪い結果である。ビフィズス菌が減少し、ウェルシュ菌が増加しているわけだ。下痢や便秘をしない人でもストレスが強いと腸内の菌の状態が変わるとともに、腸の運動も衰え、排便に問題がでてくる。
ブルガリアを始め、ヨーグルトをたくさん食べる国の高齢者は腸内にビフィズス菌が多く、健康だ。日本でも、長寿村として知られる山梨県の棡原《ゆずりはら》のお年寄りと東京都の老人ホームの入居者の腸内細菌を調べたところ、両者にはかなりの違いがあった。

	棡原	東京都
平均年齢	八二歳	七八歳
ウェルシュ菌	四七パーセント*	八一パーセント

＊二〇〜四〇代の人　四五パーセント

棡原の人達は、野菜や雑穀を多く食べ、食物繊維の多い食事をしているために、善玉菌は東京都民の老人の四倍あり、腸の具合がよかった（東京大学名誉教授・光岡知足《みつおかともたり》氏調べ）。

ヨーグルトと食物繊維

腸内を整えるためには、たんぱく質、糖質、脂質のバランスがよい食事を基本に、とくに腸内細菌の状況をよくする食品をとりたい。

①食物繊維をとる

野菜、果物、きのこ、海藻からとること。

野菜ときのこは、水に溶けない繊維、果物と海藻は水に溶ける繊維が多いので、両方をとるようにする。水に溶けない繊維ばかりたくさんとると、便秘の時はさらにおなかが張って具合が悪くなるので、海藻、果物、ドライフルーツ、果物ジュースなどもとるようにする。

②ヨーグルトなど乳酸菌を多く含む食品をとる

ヨーグルト、チーズなどの常食がおすすめ。チーズはコレステロールが多いからと心配する人もいるが、多量に食べてコレステロール値が一時的に上がることがあったとしても、後にはおちついてくる。納豆のような発酵食品でも結構。

③オリゴ糖をとる

蔗糖《しょとう》の一種であるオリゴ糖は、消化、吸収されずに大腸にまで達し、乳酸菌のえさになる。従って、乳酸菌（ヨーグルト、ナチュラルチーズ）といっしょにとるといっそう効果的だ。悪玉菌はオリゴ糖を食べないため、すべて善玉菌のえさとなり都合がよい。オリゴ糖は、砂糖の半分以下のエネルギーしかないので、あまり肥満の心配がないのもいい。

オリゴ糖で腸内細菌を増やす

オリゴ糖は、玉ねぎ、ごぼうなどに含まれるフラクトオリゴ糖、大豆に含まれる大豆オリゴ糖など、さまざまな種類があるが、効果の点では大差はない。また甘味料としてシロップや顆粒《かりゅう》状のものも市販されている。一日に大さじ一（四〜五グラム）を目安にして食べる。コーヒーや紅茶に入れたりして、砂糖と同様に使う。いちごジャムやオレンジマーマレードにも使われているが、酸味の強い果物などと長時間煮ると、分解されるものもあり、効果が失われるので注意したい。

オリゴ糖をとり始めると、人によっては、おなかが張ったり、軟便になったりすることがある。もともと便秘がちで腸内細菌のバランスが悪く、悪玉菌が多い人ほど、こうした現象がみられやすいようだ。やめないでとり続けると、ふつうは二〜三日で症状がなくなり、便の状態が改善される。

さらにお茶に含まれるカテキンは、胃酸で分解されず大腸にとどき、腸内の悪玉菌を減らす。体内の活性酸素を除去する酵素のＳＯＤ（スーパーオキシドディスムターゼ）と同様の作用を持つので、腸内がきれいになるから、日本茶も飲むようにしたい。

ネイティブアメリカンの薬草療法

アメリカでは、ネイティブアメリカンが四〇〇〇年以上も前から薬草療法を受け継いできた。今日でも、薬草＝ハーブを煎じて飲むことをすすめる医師も少なくない。ケネディ元大統領の主治医であったチャールズ・ブラッシュ博士やカナダのラジオ番組のプロデューサーであり、健康研究家のイレーン・アレグサンダー女史などの活動によって認められた薬草療法「フロー・エッセンス」は、カナダの健康雑誌「アライブ・マガジン」（月刊誌、二三万部発行）で、最優秀健康食品賞を何度か受賞している。

日本でも、農学博士の宇城正和《うじようまさかず》氏（法政大学講師を経てアセイティ生命科学研究所所長）の推薦によって、生産されている。

使われている薬草は、ごぼう、ヒメスイバ、アカニレの樹皮、クレソン、ケルプ、キバナアザミ、アカツメクサなど。

・ごぼう——アークテイゲンという抗癌性の物質が含まれているし、イヌリンには浄血作用のあることが知られている。

・ヒメスイバ——植物性エストロゲンやビタミン、ミネラルが多く含まれ、皮膚病などに効果的。

・アカニレの樹皮――のどや消化器管の痛みを和らげる他、おだやかな収斂《しゅうれん》作用で下痢止めにも効果がある。

・クレソン――もちろん野菜として大いに用いられているが、古くから解毒作用、浄血、利尿作用なども知られてきた。

・ケルプ――豊富なミネラル分によって、消化器管の鎮静や浄化に役立つとされる。

・キバナアザミ――胃液や胆汁の分泌を盛んにするところから、消化剤や食欲増進のためによいと言われる。血液循環をよくする効果も知られている。

・アカツメクサ――抗細菌性物質が含まれるため、感染症によいとか、血液浄化作用を活発にするデトックス効果もうたわれている。

これらのハーブを合わせて煎じたものや、乾燥したものが市販されている。多くの人の体験談によると、いわゆる体調改善にとても効果的なようだ（「フロー・エッセンス」二〇〇二年二月号　改訂版・宇城正和・アセイティ生命科学研究所）。

私自身、二〇〇一年の脊椎カリエスの手術をした退院後、デトックスに関心を持ち、フロー・エッセンスをためしてみた。もちろん野菜はつとめて食べていたが、食べられる量には限度がある。初めは煎じた液を飲み、後には、乾燥品を求めて自分で煎じた。もともと、漢方薬をときどき用いていたので、煎じることは慣れていたし、煎じた汁も抵抗なく受け入れることができた。

術後は激しく体を動かすことを禁じられて、発汗することが少なくなったので、尿量を多くしようと思ったのだ。

入院中は、夜に排尿が多く、昼間にとどこおったりしたが、これを飲むことによってか、利尿も順調になってきた。

お茶をたくさん飲むと、単に水分をとるだけでなく、カフェインなどによる利尿作用も期待できる。しかし、飲みすぎると含まれるタンニンによって便秘に傾くこともある。そこで、私は、お茶を多量に飲まず、このようなハーブを用いたのだ。

一年ほど飲み続け、体力も回復してきたし、体調もよくなってきたので、飲用をやめた。

第7章　70代のスポーツトレーニング

朝五時からスポーツ

「早朝五時からスポーツなんて」とあきれる人もいる。

四〇代にさしかかった頃、私は時々起立性低血圧を起こして苦しい思いをした。起立性低血圧は、①過労、②睡眠不足、③運動不足から起こる。①と②は注意して、よく休むとか、むやみに遅くまで起きていない。つまり働きすぎなければよいのだが、③はなかなか難しい。その他、お腹が出てきたことやうつ病対策も含めて、家の近くにできたスポーツクラブに通うことにした。自宅でひとりの運動なんて、三日どころか一日坊主で、絶対に長続きするものではない。

始めは、夜や日曜の昼間に行っていた。夜は一回行くと次は一ヵ月も休んでしまった。日曜は、とくに夏などはスポーツクラブから帰宅するとたちまち眠りにおちて、気がつくとうす暗く、「一日を無駄にした」とイヤな気分になった。

そうした時に、早朝五時からの「早起き会」という自主練習を主としたクラスが始まったのだ。「続くかしら」と心配したが、そんな早朝からの約束はないし、いつのまにか五時からの運動が習慣になった。

早朝ということもあり、私は食欲もないし、食べてすぐ運動は無理だから、朝食はとらずに水だけ飲んで行く。その他はアメ二粒。皆がアメおじさんと呼ぶ、個人タクシーの運転手さんがよくアメを配ってくださるのでいただく。

胃はからっぽ、血液中の糖分は下がっているし、スポーツなんかできるのかと思われるかもしれないが、水とアメに助けられて、できる限り出席している。

それに食事をしてからのスポーツは私の場合ちょっと危険だ。というのは、運動することで血圧が下がるので、急に血圧降下すると、気分が悪くなり、立ち上がると嘔吐することになるからだ。

家で軽く全身を動かす準備体操もどきをして、徒歩五分のクラブに着き、マシンでのウオーキング三〇分と、ダンベルでの筋トレ二〇分の計五〇分が日課である。

クラブが休みの日は、同じ時間に起きて、ちょこちょこっと、クラブで行っている筋トレと同じものをダンベルなしでして、散歩に行く。夏はよいが、冬はうす暗い。いつかおまわりさんに呼びとめられ、「アア、マラソンね、止めて悪かった」と言われた。マラソンにはとうてい見えないよたよた歩きだったのだが。

朝の運動は、うつ病の予防や治療にも効果的と専門医は言われる。それで、うつ病治療中の患者さん達は、早朝の散歩を行っている人が多い。

庭掃除では出ない快感ホルモン

私自身もうつ的傾向を多分に持っているので、早起きとスポーツは欠かせないと思っている。しかし、同じ早起きして体を動かすことであっても、両親が生きていた頃の庭の落ち葉はきは少しも楽しくなかった。秋の最盛期は庭はきに二時間もかかった。うっかりなまけると老母が庭はきを始め、その後必ず体調を崩すので私がやらないわけにいかない。「私は庭はきで死ぬのかな――」と思いつつ労働するのだから、ますますうつ的気分におちいる。

それに比べて、スポーツのほうは、けっしてうつにはならない。他の人の様子をみて「みんなすごいなあ」と思うけれど、自分は自分でマイペースに行っている。

私が運動を始めたのは、もちろん〝ねばならない〟という気持ちからだが、今日まで続いているのは、運動による爽快感《そうかいかん》を知ったからだ。散歩して景色を楽しむので、ストレス解消になるというような気分だけでなく、本当に気分のよさ（少しオーバーに言えば麻薬的な心地よさ、それは大脳に血液と酸素が送られたためだが）を感じたからだ。それは、脳に快感ホルモン（βエンドルフィン）が分泌されるからだと言われる。血液循環がよくなり、脳の働きが活発になり、自律神経系のバランスが整って精神的緊張が緩む。気分も明るくなり、前向きに生きる気持ちを生み出してくれる。

さらに私は、終わったあとの心地よさ、空腹感によって朝食が楽しみになり、いつもおいしくいただけることが何よりと思っている。運動後の朝食はたっぷりということになる。

いくつになっても体は若返る

そのような具合でいつしか二五年の歳月が流れた。ほとんど毎日同じメンバーに会っている。早朝の参加者は現役は少ない。定年後とおぼしきおじさま、孫の話をなさるおばさまが中心だ。男性の最高齢は九十いくつか、水泳を楽しんでいらっしゃる。女性は八十いくつか(九〇に近い)。プールで浮きベルトをつけて歩いておられる。そこまで高齢でない人達も、歩く、走る、泳ぐ、体操など、あるいは機械の助けを借りてそれぞれ三〇分～二時間ほど何かしらを行っている。

七〇代、八〇代の高齢の男性が家の都合でしばらく休まれても、復帰して熱心に通い、衰えていた体力をみるみるうちに回復させて皆を感心させたりする。そういう方々を見ると、人間はいくつになっても変化する、成長するのだ、と希望がわいてくる。あるいは、歩くのがおぼつかないほど体が弱ってクラブに通うのもやっとだった方が毎日ほんの少しの運動を続けて、一年もすると、見違えるほどしゃきしゃきと歩いておられるのに驚く。

少し老化を感じた頃に私はギックリ腰をやった。それも運動を始めた理由だ。もちろん、体はめざましく柔らかくはならないが、ひどくなっているという自覚はない。「くせになる」と注意されたギックリ腰も二度と起こらない。腰痛はほとんどない。やはり運動の効果だと思う。

こうして互いの姿をはげみにしながら自分の体と語り合う時間が過ぎていく。

薬と無縁

定期的に行く循環器クリニックや眼科の医師からも、私は「変わりないですね、運動の効果かな」と言われるようになり、血圧や動脈硬化などの薬は処方されないですんでいる。もちろんこうした薬剤の効果はわかっているが、第4章で述べたようにやはりこれらの薬を用いると、必ずと言ってよいほど、元気がなくなるし（血圧やコレステロールを下げることによる）、食欲もなくなる。やむを得ず、そういう治療をすることになった先輩、後輩をみるにつけ、薬と無縁の生活を送れている自分は「まだマシなのだな」とつぶやくのである。

ある朝、ちょっと寝坊して、スポーツクラブに二〇分ほど遅刻した。クラブの仲間の方が皆「〝見守り・確認〟（介護ヘルパーの仕事）に行かなくては」と心配してくださっていた。ワールドカップの期間中だったので、「急に切符がとれて、ドイツへサッカーの応援に行ったんだろうとは思わなかった？」と私が言ったら、「絶対に思わない」と言われてしまった。

その通りなのだけれど、だまっていても、スポーツクラブの皆さんは、私のことを心配してくださっているのだとあらためて思い、うれしかった。そうなると具合が悪くなったり、おち込んで休んだりしてはいられず、また明朝も定刻に起き出すことになる。

運動は「少しを毎日」

運動の効用には、足腰を鍛えると同時に、肥満と生活習慣病、骨粗鬆症の予防、大脳の活性化、うつ病の予防、ストレス解消などがある。それに、運動による適度の疲労は快眠をもたらし、食欲をすすめ、リラックス効果を高めるなど、思わぬところにも効能を発揮する。

健康維持によい〝適度な運動〟とは、その人の体力や年齢、体調などに合わせて、「無理なく続けられる」運動だ。数値で言えば、五〇代なら心拍数一一〇～一二〇程度。息を切らしてするのではなく、〝やや楽な感じ〟で行うことがポイント。

運動時間は、ウオーキングなら、一分間に一〇〇メートル（時速六キロメートル）の速度で二五分間。二五分間続けてしなくても、一五分ずつ二回、一〇分ずつ三回でもよい。一週間に一度というのではなく、毎日行うのが理想的で、無理なら一週間に三～四回はしたいところだ。

そのほか、軽いエアロビクス、自転車（時速一八キロメートル）、ゆっくりの水泳も同様

年代別目標心拍数

年齢（歳代）	20	30	40	50	60
1週間の合計運動時間（分）	180	170	160	150	140
目標心拍数（拍／分）	130	125	120	115	110

（健康づくりのための運動所要量策定検討会・厚生労働省）

に毎日二五分、ジョギング（毎分一二〇メートル・時速七キロメートル程）なら二〇分程度だ。年代別には表のようになる。

もちろん最初から二五分間しなくても、最初は時間も短く、運動も軽くして、なれるに従ってのばしていく。私も、病後再びスポーツクラブに通い出したときは五分でばててしまったが、少しずつのばしていった。

厚生労働省の健康づくりのための運動所要量策定検討会では、歩き方について次のように言っている。

（正しいフォーム）
・背筋を伸ばす
・前方を見る
・呼吸はリズミカルに
・腕は大きめに振る
・おなかをひっこめる
・脚を大きく前に出し、ひざを伸ばす

・かかとから着地、つま先でけり出す
・歩幅を大きめにとる

今さら歩くなどという基本的なことにこんなに微に入り細をうがった注意がいるのかと驚くが、まあ、〝正しいフォーム〟で歩いたほうがエネルギー消費量も多く、筋肉も鍛えられるわけだ。

私からつけ加えると、スピードをあげすぎると、呼吸がみだれたり、腰が曲がって頭をつき出すことになるので、無理は禁物。

さらに外を歩くなら、次のことに注意したい。

・水分補給を忘れずに。とくに汗をかいた時はたっぷりと
・ウオーキング用のシューズをはく
・荷物はできるだけ少なく、どうしても持つならリュックサックにする
・体調の悪い時、疲労感のある時、悪天候の時などは潔く中止する
・高齢者や病気のある人は医師のチェックを受けたり、トレーナーにプランを立ててもらう

・歩く前にウオーミングアップをする。全身の筋肉をゆっくり伸ばしたり、関節を動かして、筋肉をあたため、歩く準備をする

・終わったらクーリングダウンをする。ゆっくりストレッチングをする。これで疲労回復が早まる

・朝食前のウオーキングは脂肪燃焼の効果が高い。しかし、空腹すぎて、気分が悪くなることがあるので、バナナ一本くらい食べてから歩くとよい。朝は、体を目覚めさせるために、事前のウオーミングアップを充分にする

・余ったエネルギーは就寝中に脂肪として蓄えられるので、夕食後一〜二時間をおいてのウオーキングが肥満防止に有効。ただし、就寝二時間前には終了すること

二週間で脂肪を燃やす姿勢のよさ

「女性はちょっと太めが健康」と言ったら、ちょっとどころか相当に太った方から、「少しおまけしてくださいな」と言われた。私がおまけしたからといって、その方の健康が保証されることはない。

肥満は、脂肪過多の結果であり、コレステロールの蓄積が進行し、血圧も上がる。肥満を防がないと、致命的、あるいは不健康な半生を送ることになってしまう。

食べすぎないように、間食や夜食をやめ、こまめに運動すればよいと言われても、なかなか実行が難しく、また必死になって実行しても効果が上がらない人も少なくない。年をとると基礎代謝がおちてくるので、脂肪の燃焼効率が悪く、なかなかやせにくい。

そこで、私はまずたえず胸をはっておなかをひっこめて歩くことから始めるようにおすすめする。それは気づかぬうちに深部の筋肉を動かしているのだ。

個人差はあるものの、そのようにして意識して深部の筋肉を動かすようにしていると、二週間で姿勢がよくなったことを実感できる。また体重の減少はなくても、体がしまって、ベルトの穴が一つちぢまる人もいる。

姿勢がよくなれば、自然に手や足先の血流もよくなり、脂肪が少しおちてきて、エネルギーが消費されていく。うまくこのサイクルに乗れれば、基礎代謝は上がっていく。私も、こうしたことを実感し、それ以後、多少の食べすぎで肥満することはなくなった。また、手足が冷えなくなり、従って足が冷たくて眠れないこともなく、年をとっても、よく食べ、よく眠ることができている。

ご存じのように基礎代謝とは、何もしないで、じっと横になっている時に消費するエネルギーで、運動しなくても体温を保ったり、胃や腸など消化器を働かす、大脳を働かすなど、生命維持に欠かせないエネルギーの消費のことだ。太った人はあたたかそうでも案外に寒がりというのは、基礎代謝が低く、脂肪代謝（燃焼）が悪いためだ。やせていても、活動的な人は、寒がりではない。

東京大学大学院教授の石井《いしい》直方《なおかた》氏は、基礎代謝を上げるための体操をすすめられているが、その体操は腰まわりや背筋をピンと伸ばす時に使う筋肉を鍛えるもので、転倒を防ぐための運動と同じだ。目的は違うようでも、結局は同じことで、深部の筋肉を鍛えることは基礎代謝を上げることであり、体全体の調子をよくして、やせて健康になることだ。

運動することになれてきたら、足を投げ出してすわり、左右のおしりを持ち上げて前後に進む〝おしり歩き〟をしたり、階段を一段ずつ飛ばして上るのもよい。一段おきに上るのは、九五歳になられる日野原重明氏も実行されている。けっして急がず、しっかりと踏みしめて上る。こういうことで大腰筋や大臀筋《だいでんきん》が鍛えられる。あせって、階段をかけ上って、つい踏みはずしては元も子もない。「一生は長い」とつぶやいて、ゆっくりゆっくり上ろう。

さらに、食事もきちんとすれば、一層効果は上がる。二週間くらい実行しても、一向に変わらないとあきらめてしまう人も多いが、必ず変わる。おなかが平らになったり、胸の位置が上がったり、姿勢がよくなったりという変化がみられて毎日が楽しくなっていく。

食事と運動こそ転ばぬ先の杖

「転んだらおしまいよ」よく言われることだ。とくに女性は、閉経後は骨粗鬆症になることが多く、骨折しやすい。手首くらいならまだしも、腰や大腿骨などを骨折しては、寝たきりになるかもしれない。それに、頭を打ったりしたら、痴呆になることも多い。階段の昇降、中でも下りは危険、必ず手すりにつかまること。家庭でも、ほんの少しの段差やカーペットなどが要注意。スリッパをついひっかけて転んだりする。

階段に限らず、少し長い廊下、お風呂場、トイレなどには、手すりやつかまるところが必要だ。年をとると思わぬところで、つまずいたり、ふらついたり、めまいを起こしたりする。つまずき、ふらつき、めまいそのものは、必ずしも病的なものではなく何でもない一時的な症状だが、そこで怪我をすると、ずっと重大事をひき起こす。スリッパよりも足にきちんとあった室内ばきに替えるか、スリッパなら裏がすべらないものにする。

〝転ばぬ先の杖〟ということわざがあるが、それほど必要でもないのに杖にたよっていると、いっそう歩けなくなる。できるだけ自力で歩くことだ。本当の〝転ばぬ先の杖〟は、食事と運動だ。骨を強くする食事をとり、足腰を鍛える運動をすることこそが、何よりの〝転ばぬ先の杖〟となってくれる。

骨粗鬆症の前ぶれ

東京厚生年金病院では、転倒予防教室が開かれている。そこに参加している五四〜八六歳の三八人（男性六人、女性三二人）の過去五年の状況は、転倒歴あり一八人、なし一五人、不明五人だった。転倒歴のある人は、悪玉コレステロールと言われるＬＤＬコレステロールの増加もみられた。

最近はスポーツクラブなどでも、簡単に骨密度を計ってもらうことができ、骨のカルシウム量、骨粗鬆症の有無もわかる。足のもつれやすい人、腰痛のある人は、骨粗鬆症の前ぶれであることが少なくない。

骨粗鬆症は、英語ではオステオポロシス、「オステオン」は骨、「ポロシス」は小さな孔や空洞のあることとのギリシア語から作られた言葉。文字通り孔だらけの、強さを失った骨を意味する。骨粗鬆症になると、ちょっとしたはずみで骨折したり、つぶれたりして、痛みや運動障害を起こす。「くしゃみをして折れた」ということもあるくらい弱い骨となる。

カルシウムを常に補給する

骨は生き物で、きちんとカルシウムを補給していかないと、いつかはなくなってしまう。

血液中に含まれているカルシウムは、体調を整えているが、そのカルシウムが不足すると、骨からすばやくカルシウムが溶け出して補給される。そのため、けいれんを起こすことなどを防いでくれるが、骨は弱くなっていく。おとなになって成長が止まっても、カルシウムは常に補給していかなくてはならないのだ。また運動したり、日光にあたったりして、カルシウムの吸収をよくするようにしなくてはならない。

女性は更年期になると、急速に骨粗鬆症が進む。それは女性ホルモンの関係で、女性ホルモンの分泌が減少すると、カルシウムが骨に沈着することが難しくなる。カルシウムは、骨や歯をつくる大切な材料だが、同時に、血液や体液に溶け込んでいて、筋肉を収縮させる、心臓の働きを順調にする、神経系の伝達や血液凝固のシステムを助ける、など大切な働きをしている。骨は、血液や体液にとって強力なカルシウム銀行だが、銀行の預金にも限度があるのだから、常に補給していかなくてはならない。

七〇歳を過ぎると、骨粗鬆症はいよいよはっきりと現れ、背中や腰が痛み、脊椎《せきつい》が曲がり、背が低くなる、腰が曲がるといった状況が起こる。足の小指、手首などを骨折しやすくなり、次々と歯を失ったりする。さらに、大腿部のつけ根、大腿骨、肋骨などの骨折、圧迫骨折によって寝たきりになってしまったりする。あるいは、あごの骨格が弱くなり、歯がゆらゆらして、ぬけてしまうこともある。

またもともと骨の弱い人、やせ型、小柄な人は要注意。胃腸が弱く、とくに外科手術をした人、更年期を早く迎えた人は、骨粗鬆症になる可能性が高い。カルシウムの摂取が少ないことはもちろんいけないが、多量のアルコール摂取、タバコの吸いすぎ、日光にまったく当たらない（皮膚の下のエルゴステリンがビタミンDに変わらずカルシウムの吸収を損なう）、食塩のとりすぎ、薬剤の常用（コルチゾン＝副腎皮質ホルモン、甲状腺剤、抗てんかん剤、アルミニウム含有の制酸剤など）もよくないとされる。以上のことは、今や定説となった。

カルシウム剤の危険

カルシウムは、一日六〇〇ミリグラムくらい必要だが、人によっては半分以下しかとれてないという。牛乳を一カップ飲めば、全部吸収したとして二〇〇ミリグラムのカルシウムがとれるので、計算上は牛乳なら一日コップ三杯飲めばいいわけで一日六〇〇ミリグラム摂取は不可能ではない。炭酸カルシウムやクエン酸カルシウムなどの錠剤はカルシウムの含有量が多いが、吸収率が非常に低い。やはり、カルシウムは食事からとるべきである。

骨粗鬆症と聞くと、てっとり早く、薬（カルシウム剤）をとりたがる人が多いが、アメリカの国立衛生研究所の女性の健康調査（五〇〜七九歳の女性三万六二八二人）では、七年間

食品に含まれるカルシウム量と実際に利用される量

	100g中のカルシウム量(mg)	一回に食べる量(g)	そのカルシウム量(mg)	吸収率(%)	吸収量(mg)
牛乳 	110	200(1カップ)	220	40〜80	88〜176
プロセスチーズ	630	50(2切れ)	315		126〜252
煮干し	2200	10(3〜5尾)	220	10〜40	44〜88
桜えび（乾物）	1500〜2200	20(大さじ2)	300〜440		30〜88
ひじき（乾物） 	1400	10(大さじ2)	140		12〜56
のり	720	2(のり1枚)	16		1.5〜6
小松菜（ゆで） 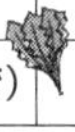	150	80(小皿1皿)	120		12〜48

（『五訂食品成分表』より計算）

カルシウムの錠剤を与えてもあまり効果が上がらなかった、さらにサプリメントを摂取している女性が、していない女性より腎臓結石のリスクが一七パーセント高かったと発表している。

　一般にカルシウムの多い食品といえば、牛乳、あるいは骨ごと食べる小魚（白す干しなど）があげられる。もちろんこれらの食品をとることは大切だが、長続きするかどうか、また本当に吸収されて、役立つかどうかが問題だ。

　カルシウムの多い食品七種をあげてみた。たしかに、一〇〇グラム中のカルシウム量は煮干しが一番多く、ひじきがそれに続く。しかし、一回に食べる量からは、必ずしもそれほどのカルシウムはとれない。さらに吸収量は、牛乳やチーズは、その他の食品の二倍も多く、結局、牛乳やチーズからカルシウムをとるのが最も確かなことになる。

牛乳やチーズのカルシウムの吸収率が高いのは、いっしょに含まれる栄養素による。たんぱく質やビタミンDが充分あると吸収率は高くなる。また含まれているカルシウムとリンの比率が一対一くらいの時は吸収率が高いが、リンの量が多いと吸収は阻害される。

サプリメントの障害

そこで、食べ合わせてはいけないものをあげておこう。リン、食物繊維、フィチン酸、キトサンなどだ。もちろん、これらを過剰にとることがよくないので、適量なら問題ない。

加工食品やサプリメントなどを多量にとっている人は要注意だ。加工食品には、リンが多く含まれ、適量どころか、上限を超えている。また、食物繊維をとって便秘を防ごうとサプリメントや特殊な食品をたくさんとることで、カルシウムの吸収を阻害していることが多い。

ダイエットサプリメントに多いキトサン、穀類や豆類に多いフィチン酸なども、カルシウムの吸収をさまたげる。キトサンは、脂溶性ビタミンの吸収も損なうので、ビタミンDの吸収が阻害され、ひいてはカルシウムの吸収も損なう。せっかく健康になろうと、あれこれとっても、過剰な場合は、さまざまな障害を起こすことを心得るべきだ。

また、一日四杯以上のコーヒーや過剰なアルコール、タバコによって、骨の代謝力が損なわれて、骨粗鬆症はますます進行する。

乳製品のすすめ

そうなると、余計なものはやめて、牛乳を飲むことが何よりだ。

最近はとかく動物性食品や外国ものが嫌われ、「豆乳ではいけませんか」と問われることが多い。豆乳もたんぱく質はよいとしても、牛乳・乳製品は、たんぱく質もビタミンDもかなり豊富だし、リンとカルシウムのバランスもよく、理想的と言えよう。

しかし、同じ牛乳、チーズでも、カルシウムの吸収率は人によって四〇〜八〇パーセントと差がある。個人差と言ってしまえばそれまでだが、胃酸の分泌が少ない人はどうしても、消化、吸収が悪くなる。そこで、チーズではちょっとこたえるという人は、ヨーグルトにすることをおすすめする。フランスでは「赤ちゃんはミルク、おとなはチーズ、おばあさんはヨーグルト」と言われる（その通りだが、どこの国でも男性より女性は年寄り扱いされて面白くない）。

チーズは果物といっしょに食べたほうが、果物の酸のために消化、吸収がよくなる。もともと、フランスの家庭のデザートは〝果物とチーズ〟であって、お菓子は特別の日だけだ。

「チーズのない食卓は、片眼をつぶった美人」と言われるのはそのためである。

転倒防止に大腰筋エクササイズ

「転ばぬ先の杖」としてのもうひとつの柱は運動だ。

前述の石井直方氏は大腰筋を鍛えることをすすめられている。大腰筋を鍛えることで「転倒を予防し、ひいては便通がよくなり、体調の改善がみられる」とのことだ。

大腰筋トレーニングとしては、石井先生の「水平足踏み」がおすすめだ。腰に手をあて、ゆっくり足を太ももが水平になるまで上げる。この動作を一日五〇回を目標に、週二〜三回のペースで行うのだ。

私はふらつくので、片手でどこかにつかまって一日三回から始めた。そのかわり毎日行った。回数が少ないためもあって毎日やらないとできなくなってしまう恐れがあったからだ。私のモットーは何事にも「少しずつでも毎日」である。

その他エレベーターを使わず、階段を上がる、椅子にすわった時は背筋を伸ばすなど、ふだんから背筋や骨盤を正しい姿勢に保つ心がけも大切だ。

私は運動ぎらいだったが、子どもの時から、母が牛乳やチーズを食べさせてくれたことや、女子栄養大学に学んだために、カルシウム充分の食事をとってきたこと、四〇代になって、おなかが出てきて、どうも格好が悪いと思い、少しずつ運動をし始め、努めて歩くようになったことが幸いし、気がついた時は、歩くことが何でもなくなっていたし、骨粗鬆症、動脈硬化や便秘とも無縁と言ってもよい日々を送っている。若い時は気がつかなかったことも、年をとってくると、よい習慣をつけておいてよかったと思う。牛乳やチーズを嫌いで食べてこなかったら、四〇代（今となっては、若かりし日だ）から運動を始めなかったら——。今頃は、きっと骨粗鬆症で骨折をしたり、さまざまな生活習慣病に悩まされて、先年の大病後はベッドで寝たきりになっていたことだろう。

私の姉、弟もともに運動嫌いだったが、今は二人とも運動を怠らない。姉は週二回、一回二時間（体操・ヨガ）、弟は週二〜三回水泳と、それぞれ運動をしている。

そろって運動嫌いであった二人が、年をとってから運動を始めたのは、足腰が弱って歩けなくなった祖父や父を見てきたからだろう。自分たちは、それぞれ献身的な妻にみとられた祖父や父のようにはいかないと、知らず知らずのうちに覚悟（？）を決めた感がある。そのせいかどうか、いずれも肥満せず、生活習慣病と縁は薄く、何とか呆けずに過ごしている。

気がついたら、いつからでも、一日も早く実行すること、それが何よりだと思う。

ご参考までに私の毎朝の体操をご紹介しておこう。ごくごく簡単なものばかりなのだが、続けているということがポイントだ。

私が毎朝、行っている体操

エクササイズ20分

大腰筋の体操

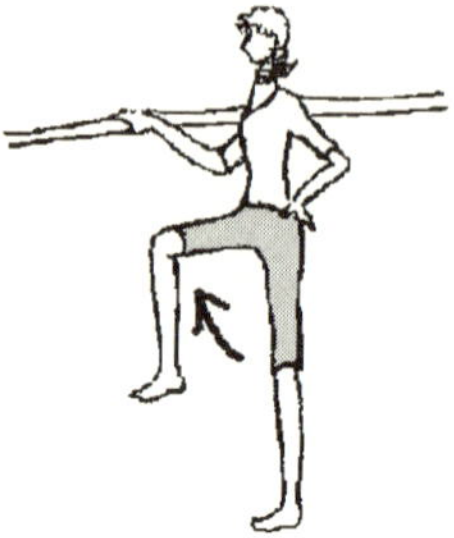

①足上げ
30回（交互に）
片手でバーにつかまって片足ずつひざを曲げて足を上げる

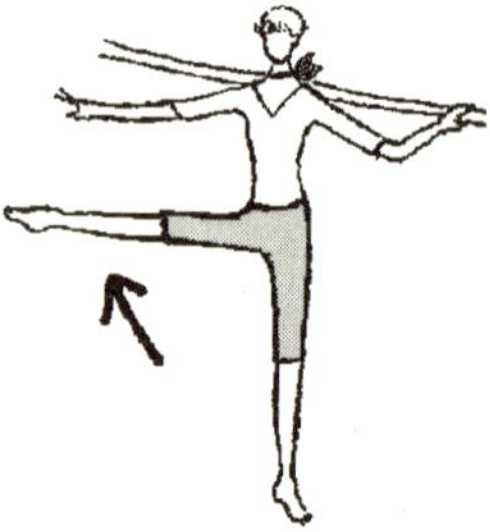

③足水平上げ
左右各15回
足を横に床と水平にするつもりで上げる

足と腰の体操

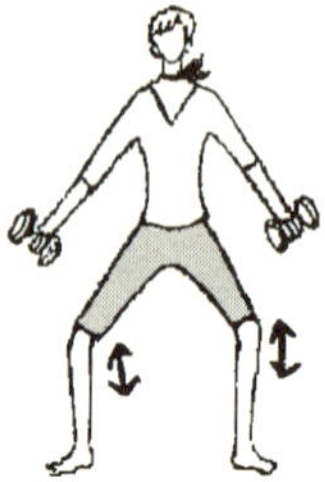

①スクワット
15回×5セット
両手にそれぞれ2キロのダンベルを持って15回スクワット。これを少しずつ足の開きを大きくしながら5セット行う

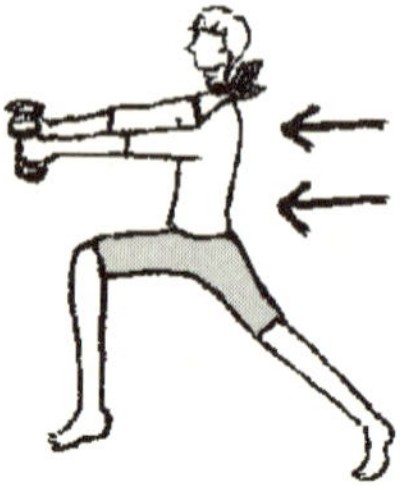

②踏み出し
50回（交互に）
2キロのダンベルを持った手を胸の高さに上げ、ひざを曲げて前へ踏み出す。

腕と肩の体操

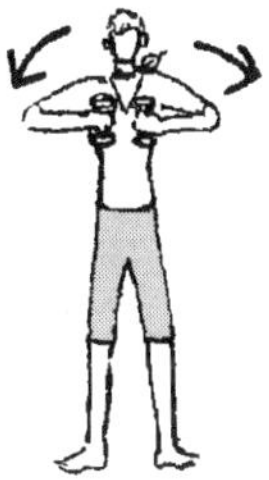

③腕回し
前後各15回
1キロのダンベルを持ってひじを曲げ腕を回す

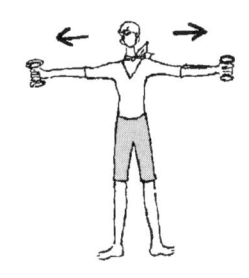

①腕ひろげ
15回×2セット
足を肩幅にひらいて立つ。両手にそれぞれ1キロのダンベルを持ってひじを曲げ、またひろげるをくり返す

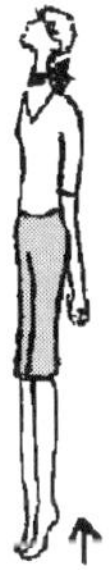

②背伸び
15回×2セット

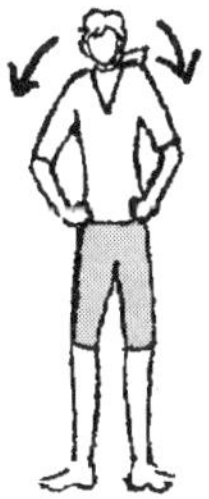

④肩回し
前後各15回
肩の関節を回すと心臓、肺によい

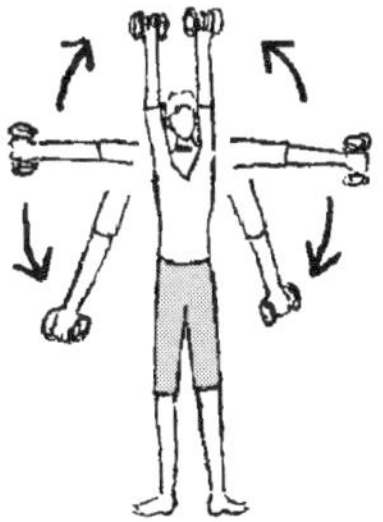

②腕上下動
15回×2セット
1キロのダンベルを持った両手をひろげ上下に動かす

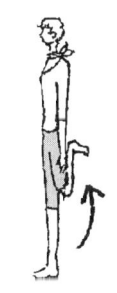

④足上げお尻叩き
左右各15回ずつ
かかとでお尻を叩くつもりで（つかなくてもよい）

ウォーキングマシン30分

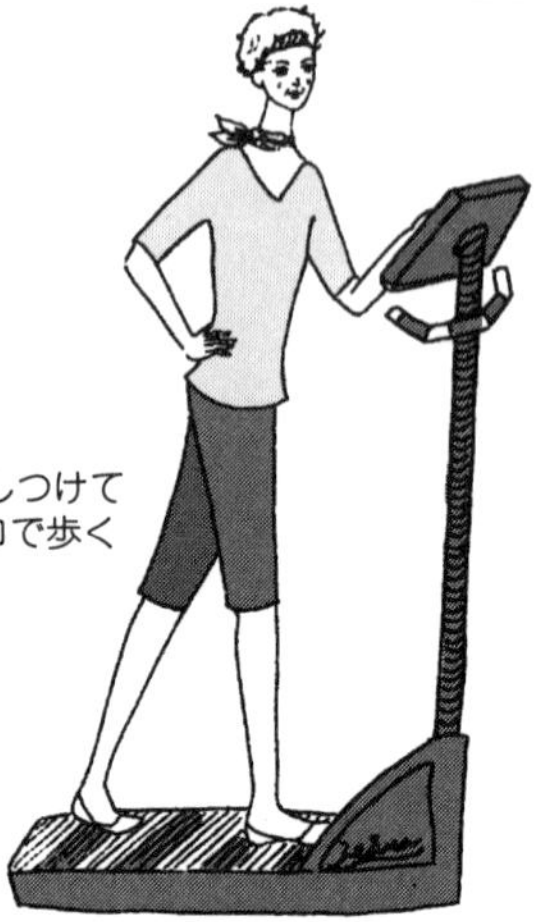

傾斜を少しつけて
時速6キロで歩く

腰掛けて行う体操
（サウナの中でやっている）

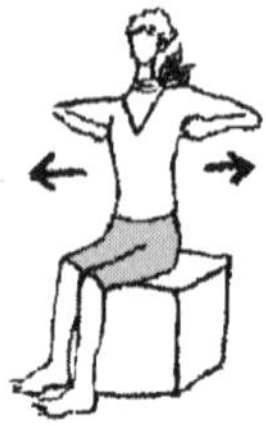

①ひじ曲げ胸開き
各15回×2セット

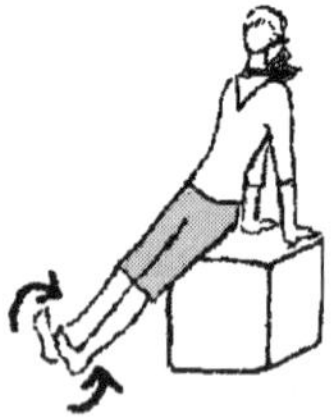

②足首回し
内回し、外回し各15回

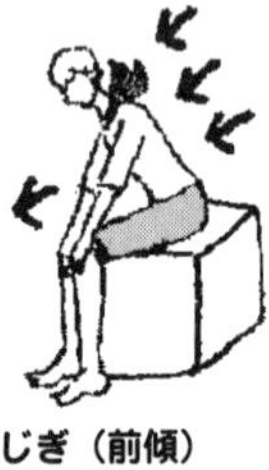

③おじぎ（前傾）
15回×2セット
血圧安定に役立つ

おふろの中で

首曲げ、
首回し左右各10回

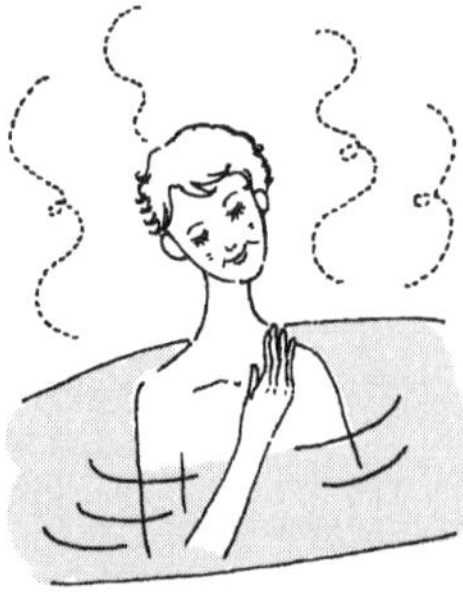

第8章　心のケア――うつと闘う

志をもって励む

「いつから、親に対して従順になったの」と姉から聞かれたことがある。親しいおばさま達が、私のことを「親孝行ね」とか「『孝女白菊』(昔の絵本の女主人公)ね」と言われたほどだ。私は決して親孝行ではない。厳しいことばかり言う親に対して反抗していた。しかし、ある時から親の老化や認知症を悟ったので、もう何も反抗したりせず、「ご無理ごもっとも」と聞くようになっただけである。

私自身も、ヘマをやったり、集中力を欠いて、どうにもならなくなったり、支離滅裂なことを書いたりすることがある。もちろん、それは二四時間、三六五日全部ではなく、ポツポツと起こる現象だ。だからまだすべての仕事や家事やスポーツをやめたり、ほうり出すことはできない。

「もう少しがんばってみよう」とつぶやくことがあるが、その瞬間、〝もう少し〟とは、何を、どのくらい、いつまでがんばるのだろうかと思ったりする。

クラス会などで集まった時、もう少し前は、「親を通して老いを学んでいます」という話が多かった。今は「自分を通して老いを……」である。

あまり完全を求めすぎる人は、どうしても心の病にとりつかれる。老いを感じたら、百パーセントを求めないようにする。毎日が少しでも楽しく過ごしていければよいと割り切ることだ。仕事や家事は、大変だと思っても「自分の老化防止、呆け防止」とつぶやきながらする。そうすることによって、感謝の念が生まれる。

私がいつも思うのは、イギリスの修道女メリーさんのこと。メリーさんは七〇歳まで数学の先生を務められ、定年後は修道女として奉仕の生活に入られた。そして三〇年後、亡くなられたあと、アルツハイマー病であったことがわかった。しかし、彼女はおだやかに、奉仕の生活を全《まっと》うされた。アルツハイマー病は一夜にして悪化するものではなく、志をもってはげんでいけば、また自分のできることをくり返していけば、かなり長く元気でいられるのではないか。

「ひとりで暮らして不安ではないの」とはよく聞かれることである。考えだしたらきりがない。精神科医・香山《かやま》リカ先生の『老後がこわい』（講談社）を読んでみた。たとえ、施設に入ろうにも、入居のためにいくら、何にいくらととても払えないような数字が並ぶ、とある。香山先生のように活躍され、ベストセラーをたくさんお書きになっている方でも同じように不安なのねと、読者としては安心する。

また評論家・俵《たわら》萠子《もえこ》先生は、お母様が亡くなって「予想外の悲しみに襲われて、時折、ひょいと涙が出る」とおっしゃっていることが同書に書かれてある。それもまた、読者の共感を得る。「あんな強い方、あんな立派な方でも、そうなのだ。まして私などが悲しみのあまり泣き暮らしたって当たり前なのだわ」と思う。

本当にその通りなのだ。私だって、施設に入れないし、自宅でウロウロし、悲しいといっては物事が手につかず、呆けて過ごす時間もある。それは当然のことである。しかし、そうした時を過ごしながらも生きていかなくてはならない。私だけが苦しく、悲しく、何にもできないのではない。皆同じなのだ。

だからこそ、路上をはいずるように、少しでも動く、考える、実行するというように日々を過ごしていく。そうすることによって、必ず道は開けてくる。多くの先輩は、そう語っている。将来を悲観しこわがっていては、自分の心も体も萎縮させ、老化をすすめることにもなりかねない。

肉と卵をやめると痴呆を招く

うつ病ではなくても、うつ的傾向のある人、すぐおち込んでしまう人は、生理的には血中コレステロールとも関連があるとされる。コレステロール値が高めの人は社交性があり、自己卑下することが少ないのに対し、コレステロール値の低い人は社交性がなく、自信が持てない。こうした点は、私自身のことだけでなく、周囲の人の性格やさまざまな経験からもうなずけることだ。

少し年をとると、高血圧や動脈硬化の予防が第一条件となるために、多くの人がコレステロールを目の敵《かたき》にし、何とか下げようと努力する。もちろんそれは大切なことであるし、私も栄養指導のポイントとして強調している。しかし、低コレステロール血症の害にはあまりふれられていないので、低ければ低いほどよいと思っている方も少なくない。

とかく、コレステロールを下げたい一心で肉や卵をやめてしまう人が多いが、第４章でも述べたようにそうすることは、決してよくない。コレステロールが下がらないだけでなく、〝うつ気分〟を増すことになり、大脳の働きにも影響して痴呆を招くことになる。

うつを防ぐ肉と甘味

神経細胞が連絡する時の伝達物質であるセロトニンが欠乏すると、うつ状態になりがちだ。セロトニンは、トリプトファンというアミノ酸からつくられる。トリプトファンは必須アミノ酸（体内で合成できないために、食べ物で摂取しなければならないアミノ酸）のひとつで、動物性食品や大豆、米などに含まれているから、きちんと食事をとっていれば、不足するはずがない。ところが、必ずしもトリプトファンの摂取量が充分でない人もいるし、充分にとっていても、体内で利用できていないケースも少なくないのだ。

健康のためにダイエットをして栄養が不足し、難行苦行の末、結果がもっと悪くなったら、ますます滅入ってしまう。「何もしないほうがよかった」と思うに違いない。

浜松医科大学名誉教授の高田《たかだ》明和《あきかず》先生は、『「うつ」にならない食生活』（角川書店）の中で、うつの予防のために肉を食べることをすすめておられる。

肉に多く含まれる必須脂肪酸のアラキドン酸からアナンダマイド（アナンダはサンスクリット語で至福という意味）や、必須アミノ酸のフェニールアラニンから、うつに効果のあるノルアドレナリンがつくられ、さらには快感をもたらすドーパミンもつくられる。こうした点で、幸福感や快感をもたらす栄養素をつくるために、肉（たんぱく質）がすすめられる。

そう言えば、あじの塩焼きよりビフテキのほうが満足感が高いという人が多いのは、単に高価なごちそうをいただいたというだけではなく、やはり高田先生の言われる脳内物質の変化の違いと納得する。

また、大脳の働きをよくするためには、大脳にエネルギーを与えたい。大脳はブドウ糖しか使わないので、ブドウ糖（砂糖、果物など）をとることがおすすめで、とくに、朝は、一口の甘味が欠かせない。ジュースの一杯、あるいはコーヒーに入れる一さじの砂糖などが、大脳の働きを活性化する。

また、けだるい昼下がりに、目覚ましのカフェイン（お茶、コーヒー）とともに、一口の甘味（お菓子）が必要で、ティータイム、コーヒーブレイクは、体の休憩だけでなく、大脳の働きを刺激するのだ。

と言って、多量の甘味や肉はやはり困る。いつでも適量を守る、それが知的な食事の原則なのだ。

うつの深みにはまらない方法

私は、自分自身もその傾向があったし、身近にうつ病の人がいていろいろ悩まされたり、友人がうつ病になって相談されたりしたために、必要にせまられて勉強した。一年に何回かの講演旅行で精神科の先生とご一緒した時には、いろいろお教えいただいた。

厚生労働省の調査では、日本人の一五人に一人は一生に一度うつ病にかかる可能性があると言う。一五人に一人とは六・六パーセントだが、女性は八・二パーセントと男性の約一・五倍と聞く。それは、妊娠・出産・更年期など、ホルモンのバランスを損なうことが多いせいもあるだろう。従って、〝うつ病〟はそれほど珍しい病気でなく、誰でも、いつでもかかる可能性を秘めている。群馬大学大学院教授の三國雅彦《みくにまさひこ》氏は〝心の肺炎〟と称された。

うつ病は、単に気分の問題でなく、病気の一つであるし、多くはストレスが原因となって、脳内神経伝達物質のセロトニンやノルアドレナリンの働きが悪くなった状態をいう。これらは、活力や意欲のアップにつながる物質なので、低下して働きが悪くなると、当然うつ状態をひき起こす。

一般に、うつ病の場合は疲労が甚だしいために、

①朝起きられなくなる

②何ごともめんどうになり、お化粧をしなくなる

③服装をかまわなくなる

④歯をみがいたりすることをおっくうがるようになることもあって、口臭が強くなる

などが症状としてあげられる。

そのために、うつ病治療で有名な税所弘《さいしょひろし》氏は、早起きと運動をすすめられている。夜型の生活を朝型に変えるようにというわけだ。急激な変化は体に負担をかけるので、徐々に変えていくべきだろう。

うつ病は、更年期や初老期、出産後などに起こりやすいので、ホルモンのアンバランスだけが原因のように思われているが、逆に更年期や初老期に起こりやすい病気を合併していることもある。例えば、糖尿病、高血圧症、脳梗塞、胃潰瘍、喘息、アトピー性皮膚炎など。ちょっとした体調の変化が大事につながることもあるので、うつ病は何といっても早期に適切な治療が必要だ。

うつ気分から身を守る

しかし、「うつ病ではないかしら」と思う人の多くは、病気ではなく、「うつうつとした気分である」ことが多い。とめどなくおち込んでいったり、ふらっとベランダから身を乗り出したりということになり、本気でなくても事故を起こしたりする。

私自身三〇歳前後の頃、めそめそと涙を流して過ごしたことがある。自分はだめな人間だという観念と、だめならだめで努力すればよいのに、それができずに居眠りをしてなまけている毎日の不安の中で、私はうつにとりつかれていった。

暗い気持ちと焦慮感で日常生活は投げやりになる。さりとて、自分の無力を認め、すべてを投げだして甘えることもできない。泣き寝入りの顔がひどくはれあがり、精神科よりも皮膚科へかけ込むことになった。

皮膚科では、とりたてて原因がわからないために「精神科へ行け」と言われた。精神科の医師は、西洋医学の精神医学だけでなく、座禅の研究もされている方だったが、私に言われたことは、

「簡単にうつ病と決めつけないこと。単に『うつ的な気分』であることが多い。たとえうつ病でも必ず治る」

ということだった。

座禅まではすすめられなかったが、体を動かすこと、運動嫌いな私に運動することをすすめられた。それとともに、「あまり窮屈に物を考えるな」「自分のことばかり考えていてはいけない」「いやなことがあったら散歩でもしなさい」などとおっしゃった。

そこで私は先生のご指示に従って裏通りなどを歩いた。歩きながらまた悲しくて涙を流したこともあるが、そのうち、何のために泣いているのかわからなくなり、それよりも歩くことに一生懸命になったり、肉体的に疲れて、眠くなったりして、涙を忘れた。

それとともに、「自分のことばかり考えていてはいけない」という教えは、私にとってはこたえた。いつも、他を思いやるという気持ちがなくなると、自分の中へとめどなくおち込んでいく。それがよくないのだと思った。

体を動かし心を癒す

私は、それ以来気分がうつになった時は、ともかく体を動かしたり、仕事をするようにした。締め切りのある仕事、どうしてもしなくてはならないことを義務づけて、気力を出すように努めた。そのために深い眠りを必要としたから、寝具に注意を払い、若い時から羽毛ふとんを用いたり、枕も病院で使っている特別のものにしたり、枕元の電気や入眠のための音楽などにも気を使った。

それらは、やはりよい効果をもたらしたようだ。もちろん、以前は、眠れないからと、ベッドに入る直前にワインをぐっと飲んで、かえって夜中に目覚めたり、血圧が下がって頭痛がしたり、多くの失敗をくり返した。

たいして体調が悪くなくても、鍼《はり》やマッサージに通ったり、時にはエステなどにも行った。リラックスできたから、無駄遣いしたとは思っていない。そして、ひとりになってとめどなくおち込むよりも、時には仕事を忘れて、音楽にひたったり、旅行に出たり、適度の刺激と緊張を与えるようにした。

最近は、人から「いつも元気」とか、「前向き」とか、「あなたと話していると元気づけられる」とか言われることが多くなった。本当は、うつ的傾向が強く、くよくよとおち込んでしまうことが多かったのに、不思議な気がする。もし本当に元気で前向きに生きて、人を元気づけたりできているのなら、今までの私の生き方そのものが、私自身をそのように変えたためかと思っている。

「今くらいうつ気分と闘う方法がわかっていたら、若い時に自ら死を選んだ人を助けられたかもしれない」「私自身も回り道しないですんだかもしれない」と思うこともあるが、それも運命だろう。

香蘇散《こうそさん》の意外な効能

なお、漢方医は軽度のうつ病には〝香蘇散《こうそさん》〟をすすめる。一般的には香蘇散は〝胃腸が弱く神経質な人向きの風邪薬〟である。私は、ある年、風邪をひいた時、その香蘇散をすすめられた。「あなたは、胃腸が丈夫と言うけれど、『虚症』だし、年齢的にも若くはないのだから」という理由だった。確かによく食べるが、これは相当な喰いしん坊と栄養が専門のための長年の訓練によるものかもしれない。低血圧で、胃下垂で、腰痛、肩こりにしじゅう悩まされており（「それで、食欲旺盛で、たくさん食べるなんて不思議ね」とよく言われた）、これは典型的な「虚症」タイプとなる。

その時は、香蘇散を単に風邪薬と思っていたが、ぐったりした気分がよくなり、おち込むことがなくなった。よく調べてみたら、香蘇散は軽いうつ病の薬だった。香蘇散は、紫蘇葉《しそよう》（しその葉）、陳皮《ちんぴ》（みかんの皮）、生姜《しょうきょう》（しょうが）、甘草《かんぞう》、香附子《こうぶし》（ハマスゲの根茎）の乾燥粉末をミックスしたものだ。香附子はともかく、他は私の好きなものばかり。したがってその煎《せん》じ薬も私好みの味わいで、抵抗なく飲めた。漢方薬は、抵抗なく飲めるかどうかも、効果に影響するように思う。他の飲料と同じように、おいしく飲むのが何よりで、いやいや飲んでは、むしろストレスになるだろう。

少々呆けても大丈夫

「何故エヴェレストに登るのですか」「そこに山があったから」とクライマーは答える。「何故二階に上がるのですか」と聞かれたら、ふつうは「用事があったから」と答えるだろう。クライマーは用事がなくても、山に登るのである。スポーツをするとか、訓練をすることもそういうことだろう、それ自体が目的だ。勉強も、時によっては同じ、受験のためなどの目的がなくても、それ自体が面白い。それをいわゆる教養を高めるという。

しかし、早朝からスポーツにはげむような人、とくに年をとった人の多くは、自分の将来を恐れてはげむのだ。若い人の「やせるために」とは違う。言葉には出さなくても、〝寝たきりになっては〟〝呆けてしまっては〟という漠然とした恐れが心と体をかりたてている。

認知症の症状が出たら、早めに専門家に相談すること――それが原則である。専門家とは精神科医である。それは、認知症の原因が脳の萎縮（小さくちぢむ）にあると考えられるからだ。

ここで筋肉の場合を考えてみたい。もし筋肉が萎縮すると、歩けず、動けず、寝たきりになってしまうはずである。

ところが、実際には逆で、寝たきりになったために、筋肉が萎縮することが多い。年をとらなくても、子どもでも、寝かせきりにしておけば、筋肉は萎縮してゆくのだ。萎縮は年齢だけの問題ではないことがわかる。

脳の萎縮から起こるとされる認知症もまた同じ。ちょっと物忘れをしたり、おもらしをしたりして自信を失い、自信を失うためにさらに失敗をくり返し、そのため人を避けることになって、社会への適応を次第に欠いていき、その結果、脳が萎縮するのだ。もちろん、脳や筋肉が萎縮する病気もあるが、ふつうの認知症は、本当の病気よりはずっと遅く発症するし、急に悪化することもなく、自覚症状もない。ただ人から言われ、自信を失うままに状態を悪くしていくのである。

呆けよりも呆け扱いと闘う

体力がなくなっていくと、高齢者の心理に対する誤解もあり、いわゆる年寄り扱いをされることによって、〝老いがつくられていく〟。京都大学霊長類研究所教授・正高信男《まさたかのぶお》先生は言われる。「高齢者の心理は誤解されている。その誤解が、高齢者に自信を失わせ、痴呆的な態度と扱いにつながる」（中公新書『老いはこうしてつくられる』）と。

高齢者は幼児に返るとよく言われるが、それは誤解である。特定の病的認知症なら、幼児のような症状が出ることもあるが、一〇〇パーセントがそうではない。むしろ自己表現ができないことによる誤解といってもよいだろう。そう聞くと、施設にあずけられたお年寄りが、急に衰えを見せるということも納得できる。やはり、コミュニケーションがうまくいかなくなることで認知症扱いされてしまうことが多い。

物忘れを始め、さまざまの症状が出ても、あるいはその症状の出現を恐れるなら、高齢者として決して閉じこもったりしてはならない。精神科の医者も言われる。「呆けないためには、社会とのつながりを忘れないように」

病院や施設でも同様のことを言う。「孤独のままはいけません。食事などできるだけ人といっしょに。そして男女はともに生活するのがよい」となる。そうすることによって、身だしなみを整えるようになるし、会話も始まる。実際に寝たきりや認知症と言われ、病院や施設に入った人達でもそうなのだから、「そうなったら困る」と思う人達は、前もってそれを防ぐ状況に自分を維持するべきなのである。

若い人が年寄りを呆けに追い込む

しかし、とかく高齢者の外出を心配するのは、高齢者より若い人に多い。「あぶないから」「疲れたってしりませんよ」と水をさす。若い人は親切やいたわりのつもりでも、高齢者のことを正しく理解していないことが多い。

「社会とのつながり」などと言うと、何か仕事をしなくてはいけないのかと心配になるが、それほどたいしたことではなく、お友達を持つとか、ちょっとした外出の楽しみを持つことである。もちろん家にいて、趣味や勉強などをすることもかまわない。そこから社会への知的つながりが生まれるからだ。

ひとりで暮らしていて、まったく外出せずにとじこもっていると、ひと言も話をすることがない。まさに壁に向かってつぶやくか、テレビを見ながら批評したり、怒ったり、笑ったりということになってしまう。先日来た友人からの暑中見舞いに「こう暑いと外出もままならず、本当に一日中、何にも話すこともなく、どうなってしまうかと思う」とあった。

早速私は電話をした。

「涼しくなったらお会いしましょう。暑いうちは電話でお話ししましょう」

年代がすすむとひとり暮らしはふえてくる。とくに女性のひとり暮らしは多いから自分も周囲も要注意だ。

「イイ年をして出歩いたり、異性の友達をもつなんてみっともない」などと言ってはいけない。いくつになっても、お友達は必要だし、おじいさんやおばあさんにも楽しむ権利や資格はある。寝ているより起きているほうが、起き上がっただけよりも動いたほうが、筋肉が動き、それは顔の表情にも現れてくる。ポーッとして、感情もなく、いわゆる眼が死んでる状態にならないように、何とか刺激がほしい。

人と会って、おしゃべりすることだけでも効果は上がる。よく沖縄のおばあさん達が元気で、若いと言われる。彼女達は、よく集まり、おしゃべりしながら仕事をし、夜などは食事をともにして、少しは飲んで歌を歌って楽しむ。こうしたことが、彼女達の筋肉や脳細胞の萎縮を防ぐことになるのである。

昔は、垣根越しの近所づき合いがあり、時には、お節介に閉口しながらも、おしゃべりを楽しんできた。現在の都会の生活は、多くピタリとドアを閉めきり、周囲とはまったく無関係、〝遠くの親戚より近くの他人〟が頼りになった時代は過ぎ、両方とも無関係になりつつある。

ちょっと具合が悪くなって、「元気になってからふつうの生活をするよ」と言って閉じこもりがちになる人がいるが、そうではなくて、ふつうの生活をすることで元気になるのである。私だって、気のきいた娘でもそばにいれば、全面的にたよって、何もせず、ひたすら筋肉と脳の萎縮を進めていっただろう。ひとりだから、何でもしなくてはならないので、自然にそうした方向へ体が動く。

私が毎朝行くスポーツクラブは定年後の男性やひとりになった女性にとっては、かけがえのない施設になっている。もちろんスポーツの効果があり、気持ちよくクラブのお風呂を使えることもうれしいが、人との交流も見のがせない。定年退職してしまうと、あまりつき合いもないという男性、仕事もせず、ずっと主婦として過ごしてきた女性達は、話せる友人もなく、それこそ遠くにいる親戚などとつき合うこともない。それが、わずかの時間でもおしゃべりができ、時には、お菓子のやりとりなどから始まり、さらにはいっしょに買い物に、旅行にと発展していく。もちろんそうならなくても、わずかのおしゃべりもこよなく楽しいものになっていく。たとえ、そのおしゃべりが、よりつかない子どもやお嫁さんの悪口であろうとも。

第9章　老いの差——晩学の効用

老いに差がつく

クラス会に出席すると、お互いの違いを認めたり、同じだわと納得したり、大げさに言えば悲喜こもごもの気分を味わって帰宅することになる。

「M子さんは病気知らずね」と皆からほめられる優等生のM子さんは、「お医者に行くと、もう少しやせなさいと言われるのよ」と、多少の（数値は極秘）肥満を嘆くが、眼鏡なしで新聞も読み、週に二～三回は水泳をし、調停委負の仕事はやめたけれど、教会の奉仕に忙しく、娘は独立、ご主人はかなり前に亡くなって、ひとり暮らしを楽しんでいる。

他にも二～三人、眼鏡が必要なくらいであとは健康そのものという人がいる。

その反面、年に一度は入院という人もいる。六〇歳くらいを境に、健康な人と、体に何かしら故障が起こり、手術をしたり薬が手ばなせなくなる人が急に増えて二極化してくる。

病気でなくても、やっとご両親や舅《しゅうと》、姑を見送ったと思ったら、次はご主人のお世話というわけで疲れきって、年一回のクラス会にも出席できない人がいる。

そういう私も、卒業直後は土日にあったクラス会が、いつからか平日の昼間になったために長い間出席できなかった。週に三日は学校の講義があるし、講演会や料理撮影（本や雑誌）の仕事も多くは昼間で、日曜以外はあいている日がなかった。ようやく大学は定年になり、仕事も整理して出席可能となったら一年で病気・入院となった。

私達の体調は年をとるにつれて差が開いてくる。誰でも健康であるためには、それなりの覚悟や努力が必要である。「私、ダメなのよ」では、どうにもならない。

クラスメートが、「手術の時、娘の近くの病院にした」と言う。自宅の近くでは娘が大変だからと、もちろんその通りなのだが、私の場合は、病院選びは医療と医師の腕前第一である。たよりたくても、私には娘はいないのだから、そうした発想はまったくない。しかし、幸せなことに途中で失ったのでなく、始めからなかったので、ないことを基準にして考え、実行するのが、習い性となったのである。やはり独立心、自立の工夫も環境次第と言うべきなのだ。

先日、作家・清川妙《きよかわたえ》さんの新著（『八十四歳。英語、イギリス、ひとり旅』）を見たら、「六〇歳で英語、八四歳でイギリスへのひとり旅」とあった。八四歳どころか、六〇歳でも「子ども達がつれていってくれなくて」とぐちる人がいるというのに、よほどお元気でご立派である。

もちろん、不安をかかえてひとり旅などするものではないが、元気なら何歳でもできる。

クラスの仲間も六〇歳から新しいこと、例えば、英語、ダンス、畑づくり、パソコンなどなどに挑戦し、モノにする人もいるし、新しいことは一切ダメと言いながら、手なれた編み物やスケッチなどをさらに熱心に続ける人がいるかと思えば、古いことも新しいことも趣味のたぐいは一切覚えられないとまったくする気のない人と、まさに人さまざまである。

いくつからでも遅くない

年をとってからの体調を始め、さまざまな情況の差は、ちょっとした毎日の過ごし方によって変わることが多いようだ。つまらないと思われることでも、長く続けていれば何とかものになるし、楽しみにもなってくる。すべてが仕事だと、ストレスの蓄積になってしまうから、仕事でないことも一つ、二つあったほうがよいのだ。

いくつから始めたらいいかと言われたら、私は「気がついた時、始めたいと思った時」と答える。早いほどよいと言っても、あまり早くから始めても、長続きしないこともある。先の楽しみにとっておくほうがよい。

女子栄養大学前学長・香川綾先生は、七〇歳（一九六九年）よりジョギングを始められた。その前に、転ばれたり、足腰の痛みを感じるようになっていらした。アメリカの雑誌などをごらんになり、〝運動の効果〟や〝走ることの効果〟に目を留められたのだろう。その翌朝から、ジョギングが始まった。まだ日本では、ジョギングという言葉は使われておらずマラソンと言った。ジョギングには、〝とぼとぼ歩く〟という意味もあり、決してマラソンではない。

先生にとってもやはり効果はあった。九八歳でお亡くなりになるまで、骨は丈夫であった。ジョギング（最晩年はウオーキング）と若い時から牛乳を飲んでいらしたためである。また、運動と牛乳によるカルシウム摂取は、血圧の安定をもたらしている。お亡くなりになるまで、血圧は正常値であった。

休まない

このことひとつをみても、「遅すぎる」ということはあまりないようである。七〇歳より六〇歳から始めたほうがよいとしても、一〇倍もよいとは思えない。七〇歳から始めても、休まず続けることが何よりである。

「休まず続けることは大変」と思われるのは若い証拠である。若い時は、ちょっとくらい休んでも大した影響はないが、少し年をとると、休むとあとが大変だ。それは、私でも感じる。だから、少しくらいつらい日でも休めない。一〇〇するのがふつうとしたら、つらい時は七〇でも八〇でもいいからともかくやれば何とか保たれていく。しかし、一日、二日、ゼロの日が続くとあとは大変だ。そうした経験をすると、休んではいられないことが、体を通して感じられるので、自然に休まなくなってくる。

晩学の効用

「学ぶ」ということは、楽しいことである。かといってそれで何か仕事をしようということになると、まさに「苦しい」ことになる。ましてうまくいかなかったりしたら、やる気も勇気も一挙にくずれてしまうだろう。私も若い時は苦しかった。学生時代は、勉強をしなかったから、五〇になっても、英語ひとつわからず、一応、栄養学は勉強したはずが、日進月歩の学問についていけず、情けない思いをした。

では、「今は?」と聞かれたら、専門としてきたことについて、さらに学んでいくのはやっぱり苦しいし、情けないことも多いに変わりはない。でも、若い時にできなかったことを、例えば公開講座に参加して学ぶのは、何と楽しいことか。それは、ピアノが弾けないからこそコンサートに行けば無心に楽しく聴けるし、絵が描けないからこそ美術館に行って、うっとりと眺めてくるのと同じだと思う。自分の専門以外ならただ享受すればよいのだ。

もちろん、難しくてよく理解できないと思ったり、眠くなったりすることはあるけれど、それは小学生の時からあったことで老いたためではない。多くの講師の方達は、まことに親切で、わかりの悪い生徒のために懇切丁寧に教えてくださるし、昔と違って黒板だけでなく、映像を使って楽しく、わかりやすく見せてくださることが多い。それに、つけ加えれば、多くは試験がなくて、落第する心配もない。出来が悪くて、いつも落第スレスレ、やれやれと思うことが多かった私にはとてもありがたい。

もちろん得手、不得手もあろうし、好き嫌いもあるから、いちがいに公開講座ばかりをすすめられない。

デパ地下ファン

しかし、家にとじこもっていないでせめてデパートにでも出かけてみよう。小さな店なら買わずにただ見るだけではすまなくなってしまうが、デパートなら「見学」だけでもOKである。こんな新しいものがあるのか、ちょっとあの食品を試してみようかと、結構、社会の「実学」ができる。私は、おしゃれでもないし、「洋服の見て歩き」などはしないけれど、食べ物の「見て歩き」は大好き。いわゆる「デパ地下」などはワクワクする。朝市や昼間の市場は、国内外ともに大好きで、旅行となれば必ず市場に行ってみる。シャンゼリゼ通りよりも、ムフタール通りやルピック通りなどの食品市場街が、お気に入りの散歩道なのだ。

もちろん無理は禁物であるが、少し積極的に過ごしてみたら毎日が変わる。たとえ外出して疲れたとしても、その程度の疲労ならちょっと休めばすむと思う。次の二つを原則に、したいことを試みたい。

第一に、一日にすることは一種類、一項目に。

第二に、連日でなくて休みをおく。

若い時は、「午前中に大学の講義をして、午後はカルチャースクールに出席し、帰りに夕食の食品を買ってくる、夜は原稿書き」という日常で、とくに疲れることもなかった。今は、そうはいかない。まず、〝出たついで〟をやめること。そうしないと、ついやりすぎてあとが悪い。ほどほどでやめておくことである。

趣味は安上がり

「あなたの家に電話すると必ず音楽が聞こえる」と言われる。たいてい午前、午後、夜に二時間くらいFM放送でクラシックを流してくれるから、それがかかっているのである。もちろん好きな曲や作曲家もいるが、自分で選んだりするのが面倒になったり、CDなどいくら買ってもキリがないから、いつの間にかラジオのFM放送になってしまった。NHKだから、まさにさまざま、昨日はモーツァルト、今日はベートーヴェン。またオーケストラあり、ピアノソロありという具合で、あきることはない。

音楽は子どもの時から好きで、土曜日は「今日は『土曜コンサ』がある」と朝からニコニコして、「コンサでないの、コンサート」と母にたしなめられたりした。そうすると、何でも語尾に「サート」をつけてまた母を困らせた。

　絵を見るようになったのは、四六〜四七歳のアメリカ滞在以降である。もともと机にかじりついて勉強するほうではないから、日曜日など家にいるのもつまらなくなってくる。それにアメリカでは読むべき日本語の本もない。コンサートもお金がかかるしということで美術館へ出かけた。ニューヨークでは入場料も安かったし、ワシントンＤＣでは無料というところが多かった。

　しかし、美術館へ行った決定的な理由は「しゃべらなくてよい」からであった。戦時育ちで、本当に英語はできなかったから（それなのにどうしてアメリカへ行ったのと聞かれると返事に困るが）、しゃべるのがいやでいやで、しゃべらなくてもすむところと言えば、美術館とすぐ思いついた。それ以来旅行してもすぐ美術館へ足を運ぶようになった。少しは絵画集などものぞくようになって、ヨーロッパ絵画が好きになった。

　絵を買うことはできないが、ポスターや絵葉書を求め、我が家の廊下には、いつもポスターをはって「私の美術館」とひとり悦に入っている。かつては、毎月ポスターをとりかえたけれど、病気をして以来、めんどうになって、ここ何年か、三ヵ月から半年もそのままにしたりして、「あら、これも老化かな」と思う。

女ひとり旅

散歩もまた好きなこと。よく「散歩することで思案が生まれる」などと言われる。それほど高尚ではないが、やはり歩きまわることは楽しい。もちろん山路やいわゆるプロムナードもいいけれど、私は都会の裏町が好き。

建物の保存運動にかかわり、建物に対する興味に目覚めたこともあって、町並みとか、建物ウオッチングである。

「何でそんなにパリばかり行くの。彼氏でもいるの？」と聞かれるほど、毎年のようにパリに行っていた。他の都市へ行っても、帰りに一日でも二日でもパリに寄ってくる。その目的は建物ウオッチングである。「ローマだって、古い、すばらしい建物があるじゃないの」と言われるが、ローマは広すぎて、歩いてまわりきれないのである。従って、小さな田舎町がよく、例えばイタリアならアッシジとか、もっと小さなパルマ、ベルガモ、オルビエート、ウルビーノなどなど、フランスならアンティーブとか、サン・トロペ、コルマール、アビニヨン、ボーヌなどなどということになる。

「外国では、カップルでないと困るでしょう」とよく言われる。もちろん、ホテル、レストランを始め、多くのところはカップルが一般的になっている。日本では男性のみということも多いが、外国ではカップルが多い。しかし、最近は必ずしもカップルでなく、女ひとり旅もよく見かける。リュックを背負ったり、ガラガラとカートを引いて、安いホテルでというひとり旅は結構楽しいものである。

若い時に、レストランあるいはカフェに行った時、おばあさんがひとりで食事をしていて、盛んに話しかけられた。その時は何とも思わなかったが、いつの間にか今度は自分がひとり旅のひとり食事のおばあさんになっていることに気づく。

レストランで隣に若い人がいて、お料理がわからなかったりしていると、ついお教えしたくなる。「どうしてそんなこと知ってるんですか」と不思議そうに、若い人達から聞かれて、苦笑しつつ「半分は商売みたいなものなので」などと答える。

歩くことは、運動の基本。一番よい運動であるし、大脳にも血液が行きわたって、活性化するのに役立つ。

スポーツクラブでマシンのウオーキングや運動にはげむのも、歩けなくなってそうした楽しみを失いたくないからである。楽しい人生は、けっして与えられるものではない。自分でつくり出していくものである。七〇代はまだ若い。くれぐれも忘れてはならないことは、人間はいくつになっても学ぶことや楽しいことはあるということ。前述した筒井氏ほどでなくても、おいしく食べられることと同じ。しょぼくれてひきこもっていては、楽しい日々は決してこないのだ。

ボランティア

「出かけるのもいいけれど、何をするの」「それにお金もかかるしね」ということにもなってくる。日本では、ボランティアということが、あまり日常的でなく、特別のことになりがちだが、ボランティアも考えてほしい。

アメリカの学校で、先生が「誰かボランティアはいないか」と聞かれる。「ハーイ」と手を挙げた生徒が前へ出る。そこで先生のお手伝いである。例えば、先生の言われることを黒板（白板）に書いたり、消したり、クラスでゲームをするのに椅子を運んだり……。こういうことも〝ボランティア〟と言うのかと、私は納得したものだ。

もちろん、黒板消しに通わなくても、区役所や○○クラブ、病院などでボランティアを求めている。遠藤順子《えんどうじゅんこ》さん（故遠藤周作《しゅうさく》夫人）は、修道院のトイレの掃除に通っておられる。そこで知り合った人の洗礼の立ち会いやその時の代母などを務められている。

区によっては、食事を配ったり、二人一組で病人の髪や足を洗うことなど、病院でボランティアを募集している。洗髪はともかく、足を洗ってもらえたら、どんなに気持ちのよいことか。患者さんは痛みも忘れ、ニッコリするものである。

その他、定年後の方達が、長年やってきた仕事や趣味を教えること。外国語、習字、音楽、手芸などなど。教えるだけでなく、読書サークルをつくって、本を読みあったり、することはいろいろある。大きなグループでなくても二～三人でもよい。まったくの奉仕ではつまらないと思えば、お茶代を集めるとか、いくらでも考えられよう。

考えてみると、私達は何と多くの人やものと関わって生きているのだろうか。決してひとりでは生きていけないのである。

いずれにしても、七〇歳、大学を定年ということで、仕事を減らそうとしていた時に病気をしたことは、私にはよかったかもしれない。

何といっても、現在は仕事が減っている。後輩たちからも「仕事が減った」と訴えられることは多い。

私は、できうる限り、仕事を後輩にまわしていたが、そのことは「お金に困らない、左うちわの生活だから」と思われていたようだ。物乞いをして歩かなくてはならないのならともかく、私は無理して仕事をして生き恥をさらしたくないと思っている。新しい機械は使えず、新しいシステムに慣れない老人の私は、できないことからは退いたほうがよい。

しかし、できることはしていこうと思う。いわゆる「ボランティア」の仕事ならいくらでもあるのだ。私がお役に立つことなら、たとえ無報酬でも介護ヘルパーの講習会や奥様方の集会でお話しすることはできる。そうなると、いくらボランティアでも、準備することは昔と同じ。やはり新しいことを一つや二つ入れてとか、まちがったことは言うまいと少しは努力する。それが私の呆け防止になるのだから、ありがたいことと思わなくてはならない。

今から、コンピューターだの、投資だのと、新しいことに脳を使ったら、私の脳はたちまちパンクしてしまうに違いない。しかし、長年やってきた栄養や健康の問題なら、とくに努力しなくても大丈夫。そこへ一つ、二つの新しいことをプラスするために読書は欠かせない。そうしたことで、何とか老化が進むのを予防して、一日でも長く、少しでもお役に立つ自分を維持していきたいと努めている。

第10章　いくつになっても人と付きあえる暮らし

嫉妬と羨望

学生時代には、とりたてて「格差」などということは考えなかったし、めちゃめちゃに忙しい時は、自分のことに追われているせいか、人様の幸せをうらやむこともない。しかし、一息つくとまわりの人々のことを考えるようになってきた。

ある日、友人と私は、本当は責任はなかったかもしれないが、自分としては責任が重い、多忙であった来し方をふり返っていた。

多くの後輩は、テレビに出たり、執筆したり、取材を受けるような華やかな立場で忙しそうに働く先輩栄養士をうらやましがり、いつか自分もと思うらしいが、果たしてそれが幸せなのだろうか。

栄養士として病院に勤務したり、学校で教えたりするだけでなく、何とかもっと活動の場を広げたいという野心的な気持ちも理解できるが、多少なりともそうしたことにたずさわってきた人達は、必ずしもそれがよかったとは言わない。

人間は勝手なもので、忙しければ、休んで一日中眠りたいとか、どこかよその国へ行ってしまいたいと思い、そうでない場合は何とかそうした華やかな生活（地位と言うべきか）を手に入れたいと思うのだろう。

私もテレビや雑誌や講演とあわただしい毎日を過ごしてきたけれど、果たして後悔しない、充実した日々だっただろうかと首をかしげる。人からいわれない嫉妬をうけて、あることないこと言いふらされたこともあったし、何よりも人前でお話しするための緊張と準備の大変さは、臆病な私には筆舌に尽くしがたいものがあった。それでも、退屈しない日々であったし、今も、仕事は昔の三〇分の一くらいしかしていないが、退屈はしていない、とは言える。

はたもうらやむ幸福の条件

「あのS子さんみたいな境遇が、『幸せな老後の条件』を満たしていることになるのではないかしら」と友人。

後輩にあたるS子さんは、

①都内の駅に近い便利なところに住んでいる。
②高層マンション（持ち家）で眺めはよく、マンションには小さくとも庭園があって緑が見える。
③夫婦とも健康で、ご主人の収入もよく、子どもはいない。
④S子さん本人は、超多忙だった勤務はすでにやめ、責任は重くないが好きな仕事を続け

ている。
⑤趣味もあって、ご主人はソムリエ、彼女は栄養士であるほか、お菓子や手芸関係の資格もある。
⑥時間と経済的なゆとりがあるからいつでも出かけられる。
などなど。若々しく美しく、職場ではたよりにされ、ご主人に愛されている五〇代後半の彼女。

しかし、幸せのシンボルのようなS子さんも、本人に言わせれば、必ずしもそうではないのだ。
①便利なところに住んでいることは認めるが、そのためつい親族に使われる。
②マンション暮らしでは土のある庭が恋しくなる。
③子どもがいなくてさびしい。
④毎日がつまらない仕事でいやになる。
⑤資格をとってもあまり利用価値がない。
⑥交際範囲が狭くて、華やかな場に出ることもない。
などと嘆く。

それを聞けば、ベランダで花を育て、部屋に熱帯魚を飼い、ちゃんと生活に潤いを補っているではないか。子どもは、いたほうがよいけれど、いたらいたでどんなにか苦労が多いだろうと、いろいろとなぐさめることになる。

考え方を変える

つまらない仕事と言い出したら、すべておしまいで、果たしてテレビに出るようなことがすてきな仕事で、そうでない仕事はつまらないかということになり、返事はできない。

また、彼女の持っているような料理とお菓子の資格を使うとなると、それにお酒をたして、パーティーを開くことでしか生かされないことになるだろう。外国では家庭でそうしたチャンスは多いが、そういう習慣は日本では少なく、それだからこそ、そういうことをしている特別な方が雑誌の特集に登場なさることになる。パーティーは、楽しいことだけど、招くほうは大変である。

さらに、交際範囲が広く、晴れやかな集まりに出ることが幸せだろうか。会いたくない人々と義理の会合、雲上人との窮屈な会話などを考えると、パーティーへの出席も大変だ。うっかりワインをこぼして、フカフカのカーペットにしみをつけたらなどと思ったり、中にはきどって着てきたドレスがきつくて、何も食べられないで困った人もいる。

などなどとS子さんをなぐさめながら、私は思った。年をとると私の人生は何だったのだろうと思うことも多い。きっぱりとこれでよかった、と思う日もあれば、何もしないで終わってしまったと後悔にくれる日もある。が、物事はすべて両面ある。

今もっているものの幸せの裏に不満な点があるのは当然のことなのだ。

私は、世間で華やかに活躍しもてはやされていらっしゃった方々の家庭でのご苦労も見てきた。嫉妬ややっかみをうけながらも一大学園を築き上げ、次の代も繁栄している方もおられる。自分のもつ明るい面を喜び、暗い面を努力で変えていくしかないのだ。

テレビに出たり、マスコミで活躍するには時代の要求するものに絶えず応えていかなくてはならない厳しさがある。テレビやマスコミでなくても責任の重い仕事につこうと思えばそのストレスと孤独に耐えていかなくてはならない。それでも人はうらやむ。

だから、今の境遇のマイナスを数えるより、プラス面を喜ぶことだ。

私にはもっているものといえば、健康しかないが、だからこそまだこうして友人と会っておしゃべりできている。過去よりは現在、そして、明日を私は考える。「ないもの」「今の不幸」を数え上げて気分をくさらせるのは何よりも脳の働きに悪影響を与える。

刺激的な生活

年をとったら、S子さんのように都会に住むのがいいのか、雑誌でこの頃特集されるように「憧れの田舎暮らし」がいいのか。

旅行をしたり、地方へ講演に出かけたりして帰宅すると、私はすぐ手を洗い、うがいをする。その時、「東京の水道水はまずい」と感じつつ、「家へ帰ってきた」という感を深くする。それは、ヤレヤレ家へ帰ったわ、という気分と明日からいつもどおり仕事だわというちょっとオーバーに言えば覚悟のようなものである。もちろん、それがいやなのではなく、至極当たり前に受け入れてきた。

もちろん私だって、空気のよい、静かな所が好きである。東京や横浜から一時間も内陸へ入ると、結構、山あり、川あり、緑は豊か、空気は美しく、さわやかでいいなと思う。ではそこに住むかと言われると、考えてしまう。もちろん、家を建てることを考えると、そもそも不可能なのだが、たとえ家があっても、そこに住むことはためらってしまう。

何といっても交通が不便だ。車の運転は三〇年近く前にやめてしまったし。畑仕事はあまり好きでないし、あまりあたりが深閑としていたら、昼は何とかなっても、夜はさびしいだろう。しかし、そうしたところに住む友人は、みょうがや青しそなどを送ってくださって「猿や鹿が食べにくるので、よく洗って食べてね」と言われる。静寂もだが、猿や鹿もこわくて、ますますそんな所はダメだと思った。

さて、「憧れの田舎暮らし」の実際はどうなのだろう。その猿や鹿の出るところにお住まいの姉妹がいらっしゃる。お姉さまはお母さまが亡くなったあとはおひとりで、妹さんはご主人と二人暮らし。妹さんのお子さんは東京にお住まいである。山を一つ登らなくてはならないからと、私をバス停まで車で迎えてくださった妹さん、「いつまでここにいられるか考え中よ」とおっしゃった。車の運転が、いつまでできるのかとご心配の様子だった。

八〇を越したお姉さまは、「何とかなるわよ」と涼しい顔。「宅配便も生協も戸口まで来てくれるし、とくに宅配便のドライバーの運転は神業よ」と言われる。私が着いた直後に、その宅配便の車がすーっと登ってきて、せまいところでもちゃんとUターンして帰っていった。問題は、バス停へ行くまでの山の登り下りだけだが、外出もそうたくさんしないし、イザという時はタクシーを呼ぶから大丈夫と言われる。

もちろんその通りだが、そういうことを言われるのも健康なればこそである。七〇歳の妹さん、八一歳のお姉さまともども、お仕事はやめられたけれど、まだまだ家事も畑仕事も楽しんでしていらっしゃる。お姉さまは、私の先輩だが、長く栄養士として仕事をされ、最後の数年は、栄養士、調理師、製菓の三つの学校の学園長であった。やはり特別なお方だから不便なところでも平気でいらっしゃれるのかなと思う。

そういう方々から見れば、私は空気の悪い都会に住んで、健康に悪影響を与えていることになる。

私は、医師、クリニック、そして刺激のあるもの（カルチャースクールみたいなものに限らず、デパートでも）が近くにほしい。何となく人声、車の音が聞こえるところが私には好ましい。ないとたちまちダメになりそうな気がする。

職住接近と公私混同

若い時は「仕事を持つ」と言えば、どこかへ勤めることと思っていた。自宅で仕事をするのは、お店を持っている、あるいは開業医などで、そういう方でも仕事場と自宅は別ということも少なくない。

香川綾先生は、「職住接近」ということを常に言われた。職場が遠いようでは、通勤に時間がかかってもったいない。時間の浪費だけでなく、体力も消耗して、よい仕事はできないと言われる。ご自身はそれを実行され、お子様（女一人、男三人）をつれて学校へ来られ、教室の一番前にすわらせ、講義をなさったと先輩から伝え聞いている。自宅と学校がいっしょだったり、お隣だったからである。いつも静かに聞くことは、幼児にとっては苦痛であろう。あきて騒ぎ出したりすると、学生が外へ連れ出して、お守りをしたという。

私は学校を出たあと、病院と大学に一〇年ほど勤めたが、その後は自宅で仕事をすることになった。始めは、親と同居。しかし広い家でもない限り、私が仕事で勝手に家を使うことが両親に騒がしい思いをさせるので、一時は近所に部屋を借りた。やがて、両親の家の庭を借りて小さな家を建てて仕事場にした。夫や子どもはいなかったが、姪や甥をあずかったりしたので、幼児が仕事場にいたこともあった。

子連れでも勉強

四六歳の時（一九七七年）、アメリカで一年ほど過ごした折に、子連れ登校の学生をよく見かけた。それは多く男性だった。学生食堂で、自分はコーラを飲んだり、サンドウィッチ片手に勉強（？）しつつ足でときどきバギーをゆらし、バギーに乗った子どもはミルクを飲んでいる風景である。どこでも、いつでも勉強はできると強い印象を受けた。

食堂に限らず、教室にも子連れ出席者がいた。遠慮して後ろのほうにすわるということもなく、当然のように、前のほうに陣どったり、時には隣の席に子どもをすわらせている。やはり夜間コースの学生に多かった。赤ちゃんが泣いたり、子どもがわめいたりしても、平気な人もいるし、静かにさせようとして子どもの口に手をあてるために、子どもはかえって大声でわめくことも少なくなかった。怒る先生もいたが、多くは先生のほうもなれたもので、「キャンディでもやれ」とか、「ちょっと外へ行ってこい」と言う程度だった。

むしろ私が見（聞き）かねて、教室から連れ出したこともしばしば。チャッカリ屋が多いから、他の学生はそんなことには見向きもせず。「いい人（私のこと）がいて助かった」と言われた。私はお人好しでもあるし、そうした状況にイライラもするのでお守り役を引き受けることになる。それに何といっても、私は赤ちゃんや幼児を扱いなれていた。子どもは持たなくても、姪や甥を何人か扱ったことがあったからだ。英語ができなくても赤ちゃんをあやすことは楽なものだった。

それにしても、アメリカの学校の入学願書などには〝同伴する子〟という欄があり、いかに子連れ学生が多いかがわかる。それも必ずしも女性でなく、男性のほうが多いくらいだ。妻のみに育児を押しつけないという美風のみならず、妻や女性に逃げられたからというナイーブな男達も結構いた。ちなみに、ナイーブとは日本では、純粋などよい意味に使われるが、アメリカでは「まぬけ」「お人好し」の意味が強い。

こうしたことから、どこでも、いつでも勉強はできるという強い印象を受け、香川先生のことを思い出した。女子栄養学園は、自宅の八畳間で開かれた講習会が始まりであった。

香川先生が、「学校を始めたいけれど、子どもができました」とおっしゃった時、先生の恩師は「子どもはいずれ育ちます。学問は一生のもの。休んではいけません」とはげまされたという。

「女性が子育てと仕事を両立するのもけっこうだが、子どもを第一に考えるべきだ」という意見があるが、こうした時代のあけぼのをつくった女性たちは、「まず自分を何とかする」ことに必死だったのだ。

自宅を公私ともに使うコツ

さて、職住接近で働くのは、何といっても便利だし、仕事の能率もあがる。しかし、プライバシーがなくなることは覚悟しなくてはならない。私の場合も、ウイークデイは助手が鍵を持って自由に出入りしていた。また私が旅行に行っている時も無人の家に助手は自由に出入りしていたのである。中には「いくら何でもベッドルームに、ワインをおいたり、テーブルクロスなどをとりに入るのはどうでしょう。親せきの女の子ならともかく、私達が勝手に入るなんて」と言う人もいた。

私は常に言っていた。「親せきの女の子なら、用もないのに入ってもらいたくない。あなた達なら仕事のためだから、入ってもかまわないわ」

そのほか、手紙でも何でもあけてみてとよく言った。「親展」ならともかく、ふつうの手紙なら請求書などもあり、遅れないほうがよい。人の体にむやみにさわることは「セクハラ」で、そんなことがあったらもちろん私はどなりつけるだろうが、医師が診察の必要上から人の体にふれたりすることは当然だと思うのと同じである。

プライバシーがなくなっても、ただがまんするのではなく、それなりの対策が必要だ。個人的なものはきちんと分けておくことや、鍵も活用する。引き出しや戸棚には、入っているものを明記する、それは冷蔵庫などに入れたものも同じ。すべてをひとりの頭で覚えておくのは無理で、忘れたりすることから問題も起こる。

また、親せきの女の子なら困るけれど、助手なら見られても仕方がないと、仕事第一に割り切ることも大切である。そして、個人的な用事や家族の用事などは、はっきり分ける。それくらいの覚悟がないと、円満にはやっていけない。

本当に見られて困るもの（例えばラヴレター、借金の証書など）は、しまいこんで鍵をかけておく。私の場合は幸いに「ロマンチック」なものも借金の証書もなく、せいぜい姉や姪に出す手紙に政治家の悪口が書いてあったくらいのことで、あまり事がなく、言い換えれば、つまらない人生だったと言えよう。

物のありか

こうしたことは身近にいらした先輩の方達の生活によって教えられたことも多い。料理研究家と言われる先生方は、自宅で料理を教えたり、料理写真の撮影をしていらした。撮影とは、そうした先生の料理を、出版社や雑誌社の編集者がカメラマンをひきつれて取材し、撮影に来るのである。当然、料理だけではなくまわりのセッティングや、食器、花なども必要になるから、家の中は撮影用のものや人でごったがえし、何時間もかかるから、プライバシーなどない。

例えば、撮影の途中で、テーブルクロスが必要になったとする。先生は「二階のベッドルームの右の戸棚の二番目の引き出しを持っていらっしゃい」と言われる。助手は、二階へかけ上がり、引き出しごと抜いてくる。選ぶときは一枚、二枚でなく、全部を床にぶちまけて選ぶ。

プライバシーがないだけでなく、何がどこにあるかということもはっきりさせておかないといけない。ある先生はご自身がそれはどこだったかしらと、二階へ上がったきり、あるいは自室にこもって探し物に没頭され、その間助手はおろおろするばかり。カメラマンや出版社の人、たまたま訪れていた私も、長いことなすすべもなく待たねばならなかった。

やはりこういう仕事の仕方をしてはいけない、人をお待たせしてはいけない、と私は思った。もちろん、そういうことをしていても、それに倍するよい仕事をするというなら許されようが、普通に仕事をしていくには考えなくてはならないと肝に銘じた。

私の住まいはこうしたこともあって、壁面収納になって、そこに、食器から書類からすべて収まっている。取材に来た方に、ふと立ってそのへんの壁面から、ちょうど話題になっている本や写真を取り出してお見せすることもあるし、別の壁面から、コーヒーセットを出してお茶を入れたりすると皆さん、「本当に、すっと必要なものが必要なときに出てくるんですね」と驚かれる。

前述の大病で緊急入院となったときは、これまでいくら姪でも見せたことのなかった超プライベートなものでも彼女に持ってきてもらわざるをえなかった。どこに何がある、とかんたんな図を描いて渡したら「驚いた！　全部、絵のとおりにしまってあって、すぐわかった！」と喜ばれた。

しかし、いつまではっきりどこに何があるか、覚えていられるかは謎だが。

ともかく、自宅を公私に使えるようにしておいたことが、今も役に立っている。ヘルパーさんに来ていただく時も、どこに何があるかを知らせやすいばかりでなく、家がどことなくパブリックな雰囲気があると、人も訪れて来やすいようだ。

そうなると、つい、集まるときも「ではうちで」とお誘いしやすい。

そんなわけでもう料理撮影はなくなってもお客さまが絶えることがないのがうれしい。

我が家でのパーティーは、ジャーにお茶やコーヒーをたっぷり用意し、紙皿、紙コップ、おむすびと卵焼きと生野菜といった程度のものだが、皆さまに喜んでいただき、話がはずむ。これなら、用意するのも簡単だし、サービスも、後片づけも楽だ。無理をせず、できる範囲でするのが原則だ。老後の楽しみなのだから、若い時以上に無理は禁物である。

第11章　生きることは続く

互いの老化をゆるす

もう十数年も前、六〇歳になった頃、クラスメートが顔を合わせた時に「J子さんが離婚したのですって。『もう我慢の限界、これからは自分のために生きる』とか」と誰かが言った。今でいう熟年離婚の走りであったろうか。

その時、H子さんは「ダメじゃない。これから仲よく暮らしていかなくてはならない年になったのに」と強い口調で言った。

H子さんは学生時代からの友人で、今に至るまでつかずはなれずのつきあいで、ご主人もよく知っている。夫婦とも異なる大学に勤めて、子どもは二人。彼女と夫はとりたてて、アツアツの夫婦でもなく、私はその彼女からはっきりとそうした意見を聞き、驚くとともに「それが本当だろう」と思ったのであった。

「牛を馬に乗り替えても……」と、パートナーを替えてみても大したことはなく、初めの人が一番よかったということもある。かと言ってもちろん、「取り替え甲斐があった」例も少なくない。ケース・バイ・ケースと言ってしまえばそれまでだが、やはりその人、その人によるのだろう。

しかし、一つ言えることは、人間は年をとるということ。それを自覚しないといけないのではないかと思う。

右を見たら「お茶」、左を見たら「新聞」というようにいそいそとつくしていた妻も、年をとって疲れてきた時に、そういうことがおっくうになってくる。

「定年後は大変、一日中、夫が家にいるでしょう。三度、三度ご飯を食べるし、それも、黙々と。でもしっかり食べる。それでいてタテのものをヨコにもしない。やっと子どもは出ていったのに、子どもより可愛げのない亭主といっしょじゃ私は一日中大変」とぼやくことになる。うつにとりつかれる人も出てくる。

もちろん、こうした無精者の夫が悪いのだが、そうしてしまった原因の半分は妻にもあるのだ。

若き日には、いそいそとそうしたことにはげみ、つくしていただろう。それに疑問も抱かなかったし、喜びでもあったろう。夫は長年それにあぐらをかいてきたのだから、ある日突然に言うことを聞かなくなりぶつぶつ不平を言い、あげくに怒り出す妻には、とまどいしか感じられないだろう。

まるでぬれ落ち葉の如くベタベタとくっついてきて、ウザッタイ夫に、妻はついガミガミと言うようになる。会話もなく、妻が一方的にしゃべる、あるいは怒る（わけではないが、つい大声でガミガミと怒っているような物言いになる）。これは夫も妻も老化した姿なのである。

老化現象を止める方法はない。しかし、多少なりとも遅くしたり、それをおだやかにする方法はあるに違いない。それは病気も同じ。やり方次第では肥満を完全に止めることもできるのだから、脳に程よい刺激を与えて、老化を遅らせることも試みてみよう。

それには会話のない夫婦では難しい。趣味が違うからと言わず、やはり会話を楽しむべきである。集中力を欠いて、ろくに聞こうともしない夫に、話を聞かせるには、ガミガミ言ったり、怒ったりするのでなく、相手が興味を示すようにもっていくことが肝腎である。かつて、初めて出会った時、わかってもらいたいと努めた時のことなどを思い出し、原点にもどって話し合ってみてはいかが。

「これから仲よくしていかなくてはいけないのに」と言った前述のH子さん。「出かけてきます」と言えば、ご主人は「どこへ」と聞く。「○○さんと○○さんに会うの」などと言うと、いずれも旧知の女性（つまり私達）なので「ああ、あの『妖怪』の集まりかね」と安心するらしい。お互いに、妖怪と言われるまで生きるようになった時代、やはりこれは「めでたいこと」であろう。

家族があってもひとりはひとり

「子どもがいなくてさびしい」という人はたくさんいる。一方、子どものために一生を使いつくし、報いられず、「子どもなんて持たなければよかった」と毎日ぐちをこぼす人、さまざまである。

また、孫に恵まれても、「孫は来てうれし、帰ってうれし」が真実である。

動物が群れたがるように、人間は家族をつくろうとする。それは当然のこと、しかし、一生の間、楽しい、有意義な家族であるためには、と考えると、当然のことながら、その人なりの努力が必要になろう。

あんなに信頼し合ったのに、愛し合ったのに……と思い出しながらも、人はお互いに傷つけ合い、にくみ合ったりして別れていく。

熟年離婚したい、子どもや孫と暮らしたくないという人も結構多い。話を聞けばもっともだと思う。私の母は、「絶対に息子（つまりお嫁さん）と同居しない」と言っていた。自分が姑で苦労したからであろう。

夫婦、親子、家族がいつも信頼し合って、一生過ごせれば言うことはないが、それはなかなか難しいようだ。家族や夫婦、親子が一緒に生活しているにもかかわらず、孤独感を覚えるようになったら、ひとり暮らしの孤独よりもっとさびしく、つらいものだろう。始めからないものならともかく、途中で失うことは、つらいものである。

「自分はひとり」ということをまず心がけよう。そうなれば、やみくもに頼ることもなく、そうであるからこそ、家族のあたたかさを感じるのではないだろうか。

ただ生きているだけで忙しい

「朝は東京で仕事を片づけ、昼の飛行機でロンドンへ、機内で原稿を書き、夜は在英の友人と会って盃をかたむけ……。という具合に、昔では考えられない距離を移動し、大量の仕事を片づけている」ある評論家がおっしゃっていた。

それほどでなくても、いつも忙しい日々を過ごすようになってしまったという人は多い。

ある大臣は「孫をひざに抱きつつ、夕餉《ゆうげ》の膳をかこむ平和な暮らし。それが理想の老後」と言われたが、明治時代ならいざ知らず、四〜五歳の孫の祖父母なら五〇〜六〇代であり、まだ働き盛りである。ひざに孫を抱いてのんびりしてはいられない。七〇代以上になれば、その孫は二〇〜三〇代となり、とてもひざにのるなどということはしない。

私も、バタバタと忙しい日を送り、疲れて眠る日々を送る。しかし、年をとると若い日には想像もできなかったことが起こる。たとえ健康であっても、歩くスピードが遅くなったり、重いものが持てなくなったり、物忘れをするようになる。

何かするにしても、若い頃は一時に一つしかできないということはなかった。もちろん仕事の質にもよるが、例えば料理をする時に、一つのことにだけかかわっているわけにはいかない。手は野菜をきざみつつ、ガス台ではご飯を炊き、魚を焼くなどと、二つ、三つのことを同時進行させていかねばならない。一つずつやっていたのでは、せっかくできあがったものも、他のものが間に合わないために、タイミングをはずし、すべてが生ぬるいものになってしまう。

それだからこそ、「お料理は脳力を鍛える」「若さを保つためにはお料理をする」などとすすめられている。私は、子どもの時から、掃除、洗濯は敬遠するほうで、お手伝いと言えば、お使いとお料理が好き。すなわち二つ、三つの同時進行になれている。だから、原稿を書きながら、ストーブには煮豆の鍋がかかっており、オーブンでケーキを焼いていることなどが普通だった。そのためには常にタイマーが友達だった。

もっとも、初めからこうはいかなかった。卒業後、しばらく病院の栄養士をしていた頃は、多種のお料理をするために、タイマーのない時代とはいえ、いつも鍋の一つはこがすという失敗をくり返していた。そういう失敗の積み重ねによって、〝手早い〟と言われるようにもなったのだ。

そのような次第で、私は病後にヘルパーさんに来ていただくようになったとき、お掃除はお願いしても、食事の支度は自分でしたほうが早いと思った。ところが、いくつものことが同時進行できなくなっていることに気づかされ、愕然とした。まさに想定外のことが次々と起こったのだ。

例えば、傘と杖を持っての買い物は難しい。ハガキの一枚でも買うならともかく、牛乳一リットルとキャベツ一個などという重さでは、たちまちへたばってしまうのだ。また、電話のベルと玄関のインターホンが同時に鳴って、お湯がわいたなどという状況が起こると、パッと立ち上がれないこともあって、すくんでしまう。それは、体が言うことをきかないだけでなく、「転んだらおしまい＝あぶない」ということが、身にしみているから、こわさのあまり、体が硬くなり、動けなくなってしまうのである。

だから「ひとり暮らしは大変ね」となるのかもしれないが、たとえ家族がいても同じことではないか。もし家族なり、助手なりがいても、「Aさんは電話に出て、Bさんは玄関をあけて、Cさんはお湯のガスを止めて」と言わなくてはならないだろう。そううまく頭がまわるだろうか。

という次第で、どんな状況に直面しても、人は生きていくのに忙しいのである。でもそれによって、体の機能や大脳の働きを保っている面もあると思えば、ありがたいと思わなくてはなるまい。

そういえば、親しくさせていただいている先輩家事評論家の吉沢久子《よしざわひさこ》先生は「私は毎日を楽しく送っています。忘れたり、呆けたりした時は、『困りましたね、久子さん呆けてはいけませんよ』と言って……」などとおっしゃる。忘れたり、呆けたことをすると、誰でもいやになるものだけど、むしろそれを楽しんで暮らすことはひとつの知恵である。この楽しみの裏には「しっかりしなさいよ」という意味がふくまれている。

完全を目標にしなくても、自分が困らない程度に、失敗や困ったこともまた素直に受け入れていくことが大切なのだ。〝老人性うつ〟も、失敗や呆けたことを情けないと思いすぎるところからくる。

「誰でもこうなっていくのだ」と割り切って過ごしたい。……と人様に言うより、私自身にいつも言いきかせている。

がんばらない

「明日でおしまい」とか、「あと一時間我慢したら」などという場合は誰でもがんばるだろう。しかし、その他はあまりがんばりたくないし、がんばることもできない。やってみたところでできっこない。人生とはそういうものである。ホドホドに、ゆっくりと、で、ちょうどよい。仕事も勉強も同じことである。

「どうせやったって何もできないのだもの」と思うのは簡単であるが、どのへんまでがんばればよいかは難しい問題である。私は父のことを思い出す。「自分は体が弱かったから無理はしない」とよく言っていた。たしかに、しじゅう風邪をひいたり、おなかの具合が悪く、いわゆる蒲柳《ほりゆう》の質《しつ》であった。それに比べ叔父（父の妹の夫　三木《みき》清《きよし》氏）は頑健そのものであった。年齢は叔父が一歳上とまあ同じ。けっこうウマがあって、お互いの家で、あるいは外で議論を欠かさなかった。

父は「夜おそく二人で帰ってくる。駅で左右に分かれ帰宅したあと、私（父）は寝るだけだったが、M（叔父）はそれからも勉強だった」と書き残している。思想的には左翼であった叔父、戒名に〝——中道居士〟とついている父（相当な右翼ですよなどと言われたこともあるが）とは、思想的に相容れないはずが、仲よく議論を闘わせていた。

叔父は、思想犯としてつかまり、終戦のほんの一〜二ヵ月後に亡くなった。享年四八歳。それに比して弱かった父は平均寿命以上も生き長らえて八四歳没。私は、神様は公平だったと思う。父は叔父の二倍の命があったから、がんばらずに一生を送った。例えば父が一〇〇の仕事をしたとする。叔父は、まさにがんばって半分の年数で一〇〇の仕事をしたのだろう。しかし、そうなると私は、数百年も生きなくてはならないから、お話にならない。

この〝がんばらない〟ということは、人生にも、生き方にもあてはまる。あまり、きちきちと一生懸命する人は、単にゆとりがないというだけでなく、体や心を痛めることにもなりかねない。

「いつまでも若い」「少しも呆けたところがない」「高齢なのに現役でバリバリ活躍している」という姿をめざしたり、そういう人をやたらに羨むのも脳や心に負担がかかる。

近頃は認知症の予防にと、パズルや文章の音読、写経などをすすめる方もおられる。たしかに、そうしたことは大脳の刺激になるし、よい方法に違いない。しかし、あくまでも楽しみながらやるべきだ。受験勉強のように必死にやるものではない。必死にやって、すらすらと片づくならともかく、四苦八苦したあげくよくできなかったりしたら、あとでがっくりくるし、その疲労感が大きい。大脳を疲れさせるばかりで、かえって逆効果ではないだろうか。楽しんでしてこそ効果は大きい。

老人は「言いわけばかりする」「詭弁《きべん》を弄《ろう》してごまかす」などと言われるが、考えてみれば、子どもの時もそうではなかったか。親に叱られた時に、素直に「ハイ、ごめんなさい」が言えなくて、言いわけや、それこそ詭弁を弄して親をイライラさせたものだ。心理学者や介護士の方達は、「そういう状態になったからと言って痴呆ときめつけることはない。それなりに対策をとればよい」と言われる。

尿もれなんてことも同じ。成人女性の四人に一人は尿もれの経験があると言われている。

目が悪くなれば眼鏡をかけるのが、至極当たり前で、それを「痴呆」の症状とは言わない。尿もれも尿道括約筋が、休まず働いてきたために（放尿の時以外は働いていることになる）、少し弱ったということである。すでにさまざまな対処法があって、おむつやカバーもよいものができている。また薬品が効くこともある。そして、腰や腹筋の運動が、尿道括約筋をきたえることになるので運動をすることもよい。

何ごとによらず、優等生になろうとがんばらないこと。あるがままに、それなりに、困らなければよいと考えていこう。くよくよしたり、おち込んだりする前に、便利な道具でも探したほうが気持ちよく、元気に暮らせるものである。

がんばるのは、まさに子ども時代のこと。がんばっても一夜眠ると元気潑剌に戻る時代のこと。

若さを保つ唯一の方法

一昨年、私は高い戸棚のドアに頭をぶつけた。その時「痛い」と思ったくらいで、とくに痛みは後を引かなかったが、頭皮が赤くなっていたので、脳外科で診察を受け、ＭＲＩ（磁気共鳴装置）の検査をした。大事にはなっていなかったが、フィルムにはポツポツと白いところがみえる。それが、大脳の萎縮したところで、白い部分がふえるにつれて認知症の度合いはましてくる。医師は「生活習慣病にならないように」と言われる。やはり血液循環を少しでもよくすることで、大脳に刺激を与える以外に現在のところ、よい治療法はない。

人は誰でも老いていく。そのことをわかっての対応の一つ一つは、とくに難しいものではない。だが、一日も休んではならない。どんなに大変なことでも、一度や二度で終わるのなら、何とか実行できる。しかし、何でもないようなことでも、毎日毎日していくことは、誰にとっても相当に難しいことなのである。

若さを保つ唯一の方法は何ごとによらず、例えば一日五分、ただし毎日、長く（一生）続ける。

牛乳にしてもコップ一杯でいいから、毎日飲む。必死になってやると短期間では大して効果が上がらないために、疲れてあきらめて、前よりももっと悪い習慣に溺れてしまうことが多い。またやりすぎて、悪い結果をもたらすのは最悪である。

ここ二年くらい私は左の首から肩が痛い。骨にも血流にも異常はない。「せいぜい体操するのですね」ということで、入浴して少しあたためてから、首を曲げたり、まわしたりしている。その結果、いつのまにか気にならない程度になってきた。とはいえ、まだまだすっかり治ったというわけではない。肩のほうはよくなったが首が時に痛い。しかし、ちょっと首を動かす程度の習慣でもそのあたりに脂肪がたまることがなくなり、首まわりは割合にすっきりしている（私のウヌボレかとも思うが）。

義務と楽しみは裏表である。

生活習慣病にならないために「これこれを食べてはいけない」などと言われるといやになってしまう。こんな年になって好きなものを食べられないなんて、と腹が立つ。しかし、逆に言えば、こんな年になっても健康でいろいろなものをいただけるとはなんと素晴らしいことだろうか……と思うと、まあ、多少（？）の「規則」は守らなくてはならないと思えるようになる。

運動を毎日しなさい、などと言われたらこれもストレスになる。休日は寝ていたいし、疲れもたまっている。運動は体に悪い気もする。しかし、どこかへ気軽に出かけられる体、ゴルフやハイキングに誘われれば気楽に参加できる体はなんと自由なことだろうか。出かけることが自由にできれば、絶えず刺激があって、うつや呆けを防ぐこともできる。

勉強しろと言われれば苦痛だが、年をとってやっと好き勝手に勉強ができる喜びもかえがたい。人に会うのはたしかに、出かける支度やら何やら面倒だが、気の合う友人と会って、食べたり飲んだりしながら話をしたりどこかへでかけるのはどんなに楽しいことだろう。

食べてはいけないつらさと、食べられる喜び、動かなくてはいけないつらさと、動ける喜びは表裏なのである。その結果、うつに落ち込むことから救われ、変わりない日常の幸せもつくられる。それやこれやを思うと、生きているだけで大変であり、生きているだけで幸せだということが思われる。

「何が楽しくて生きているの」と聞かれると返事に困るけれど、「何ごともいやだと思わず、楽しいと思うようにしている」と答える他はない。いやなこと、つらいことは山ほどあるし、つまらないことを思い出すとどんどんうつな気分になっていく。年をとってよいことは、人に対するうらみつらみが消えていくこともそのひとつである。いやなことがあった友人も別れてみるとなつかしいと思うように、多くの思い出が私を元気づけ、楽しい思いにさせてくれる。

私は自分のためにあまりお金を使わなかったが、六〇歳までに、メキシコで音楽教育にはげんでいらっしゃる黒沼《くろぬま》ユリ子《こ》さんを援助したり、日本でも貧しい学会へのいくばくかの寄附ができた。

子どもの時望んでいたができなかった音楽のためと、若い時に一度は選びながらもその世界に生きられなかった学問の発展のためと、二つのことに寄附という形でかかわれたことは、私にとってうれしいことであった。これも、心残りを一つでも少なくして旅立ちたいと思うためである。

東畑朝子

1931年、東京都に生まれる。医学博士。女子栄養短期大学を卒業し、国立中野療養所、北里研究所附属病院、東大医学部助手を経て、女子栄養大学講師、お茶の水女子大学講師をつとめる。テレビ、雑誌でフードドクターとして幅広く活躍する。

著書には『60歳からの快適ダイエット』(海竜社)、『一人暮らしのドクターが入院したら?!』(グラフ社)、『二度と太らない——10歳若返る本当のダイエット』(講談社+α文庫)などがある。

講談社+α新書 337-1 A

「70歳《さい》生涯《しょうがい》現役《げんえき》」私《わたし》の習慣《しゅうかん》

東《とう》畑《はた》朝《あさ》子《こ》

2007年2月20日第1刷発行

発行者——野間佐和子
発行所——株式会社 講談社
東京都文京区音羽2-12-21 〒112-8001
電話 出版部(03)5395-3532
販売部(03)5395-5817
業務部(03)5395-3615
カバー・本文写真——小森谷信治
デザイン——鈴木成一デザイン室
本文イラスト——七観有紀
本文図表——朝日メディアインターナショナル株式会社
カバー印刷——共同印刷株式会社
印刷——慶昌堂印刷株式会社
製本——株式会社若林製本工場
本文データ制作——講談社プリプレス制作部

落丁本・乱丁本は購入書店名を明記のうえ、小社業務部あてにお送りください。

送料は小社負担にてお取り替えします。

なお、この本の内容についてのお問い合わせは生活文化第三出版部あてにお願いいたします。

Printed in Japan ISBN978-4-06-272424-1 定価はカバーに表示してあります。

講談社+α新書

心を癒す「漢詩」の味わい
八木章好
初心者に理解しやすく、愛好者にも新しい鑑賞法のヒントに！ 李白、杜甫、陶淵明らの妙趣
876円 327-1 C

ワインと洋酒を深く識る 酒のコトバ171
堀賢一 土屋守 福西英三 「世界の名酒事典」編集部編
超入門から最先端のトレンドまで、気になる酒のコトバを酒界を代表する三氏が、徹底解説！
876円 328-1 D

社会人のための「本当の自分」づくり
榎本博明
人生とは、自分を主人公とした物語。面白くするのは自分だ。役立つチェックシート付き！
800円 329-1 A

「体重2キロ減」で脱出できるメタボリックシンドローム
栗原毅
中高年はもちろん、若いOL、小学生も巻き込む新・国民病も「ちょいキツ」努力で治せる！
800円 330-1 B

ウェブ汚染社会
尾木直樹
ネットの毒からわが子を守る対策と、ITツールの有効活用で生まれる新たな可能性を探る！
800円 331-1 C

とらえどころのない中国人のとらえかた 現代北京生活事情
宮岸雄介
住んでみて初めてわかった彼らの素顔と本音。56もの民族が共存する万華鏡国家を読み解く！
838円 332-1 C

その「家」の本当の値段 あなたが払うお金は、住宅の価値に見合っていますか？
釜口浩一
これだけは教えたくなかった価格査定の秘密！ 納得してマイホームを手に入れるための必読本
800円 333-1 D

東大理Ⅲ生の「人を巻き込む」能力の磨き方
石井大地
確実に相手の心をとらえて結果を出す攻めのコミュニケーション。恋愛にプレゼンに使えるゼ!!
743円 334-1 C

奇跡のホルモン「アディポネクチン」 メタボリックシンドローム、がんも撃退する！
岡部正
命にかかわるやっかいな病気の特効薬は、なんと、私たちの体の中にあるホルモンだった!!
800円 335-1 B

カイシャ英語 取引先を「Mr.」と呼んだら商談が破談？
ディビッド・セイン
社会人必携!! 日本語で学ぶ英語マナーブック。TPO別!! 仕事の英語と欧米文化がわかる！
800円 336-1 C

「70歳生涯現役」私の習慣
東畑朝子
未知の70代、80代を元気で送るキホンのキ！ 簡単な習慣を続けることで美味しく楽しく！
800円 337-1 A

表示価格はすべて本体価格（税別）です。本体価格は変更することがあります